电子健康卡便民惠民创新应用

典型案例

中国卫生信息与健康医疗大数据学会

健康卡应用与管理专业委员会

组织编写

人民卫生出版社

·北京·

图书在版编目（CIP）数据

电子健康卡便民惠民创新应用典型案例 / 中国卫生
信息与健康医疗大数据学会健康卡应用与管理专业委员会
组织编写 . —北京：人民卫生出版社，2023.6
　　ISBN 978-7-117-34865-2

　　I. ①电…　Ⅱ. ①中…　Ⅲ. ①卫生服务 － IC 卡 － 案例
Ⅳ. ①R197.1-39

　　中国国家版本馆 CIP 数据核字（2023）第 098436 号

人卫智网	www.ipmph.com	医学教育、学术、考试、健康，购书智慧智能综合服务平台
人卫官网	www.pmph.com	人卫官方资讯发布平台

电子健康卡便民惠民创新应用典型案例
Dianzi Jiankangka Bianmin Huimin Chuangxin Yingyong Dianxing Anli

组织编写：中国卫生信息与健康医疗大数据学会
　　　　　健康卡应用与管理专业委员会
出版发行：人民卫生出版社（中继线 010-59780011）
地　　址：北京市朝阳区潘家园南里 19 号
邮　　编：100021
E - mail：pmph @ pmph.com
购书热线：010-59787592　010-59787584　010-65264830
印　　刷：北京盛通印刷股份有限公司
经　　销：新华书店
开　　本：710 × 1000　1/16　印张：9
字　　数：152 千字
版　　次：2023 年 6 月第 1 版
印　　次：2023 年 9 月第 1 次印刷
标准书号：ISBN 978-7-117-34865-2
定　　价：69.00 元
打击盗版举报电话：010-59787491　**E-mail：WQ @ pmph.com**
质量问题联系电话：010-59787234　**E-mail：zhiliang @ pmph.com**
数字融合服务电话：4001118166　**E-mail：zengzhi @ pmph.com**

前　言

　　电子健康卡是国家卫生健康委为城乡居民设计制发的全国统一标准的通用电子就诊凭证，是新时代解决"一院一卡、多卡并存、互不通用"就医堵点问题的重要举措。2020 年 12 月，国家卫生健康委、国家医疗保障局、国家中医药管理局联合印发《关于深入推进"互联网＋医疗健康""五个一"服务行动的通知》（国卫规划发〔2020〕22 号），将"推进一码通融合服务，破除多码并存互不通用信息壁垒"作为"五个一"行动之一，要求：强化行业内"一码通用"、推进跨部门"多码融合"、实现健康码"一码通行"。

　　各省普遍认识到加快推进电子健康卡普及应用建设是实现全民健康的重要民生工程，积极出台相关规划和政策推进文件，通过结合"互联网＋医疗健康"、破解群众就医堵点问题、改善医疗服务与健康扶贫、电子健康档案开放便民应用以及政府数字化转型等工作，逐步实现一码就医、信用就医及一站式结算服务，群众就医体验得到显著提升。至 2021 年 12 月，全国 30 个省（自治区、直辖市）和新疆生产建设兵团部署应用电子健康卡，16 个省份实现地市全覆盖。上线城市 266 个（不含直辖市辖区），城市覆盖率达 78%，其中省会城市及计划单列市覆盖率约 94%。全国电子健康卡注册总量约 9.2 亿张，全国人口覆盖率约达 66%。全国 87% 的三级医院和 56% 的二级医院实现电子健康卡受理应用，16 个省份实现三级医院电子健康卡应用全覆盖。全国范围推广应用格局已经形成，支撑推动"互联网＋医疗健康"便民应用成效明显，社会力量多方参与发展生态逐步形成。

　　2020 年以来，根据疫情防控工作需要，各地依托电子健康卡规范开展疫情健康风险（红黄绿）警示服务，通过多码协同应用实现一码通行，方便群众就医。基于电子健康卡标准、可信、开放、线上线下一体化等特性，各地不断探索创新,电子健康卡广泛应用于疫情防控各方面工作。

为总结近年来各省市推进"互联网＋医疗健康""五个一"服务行动、落实开展电子健康卡"一码通"惠民便民服务成效经验,由国家卫生健康委统计信息中心指导,中国卫生信息与健康医疗大数据学会健康卡应用与管理专业委员会具体组织,在全国范围征集电子健康卡创新应用典型案例,本次典型案例汇编遴选、收录了来自全国各省案例项目21个,总结呈现了各地卓有成效的电子健康卡应用方法和实战经验,创新性强,具有较高的实用性和可借鉴性。在案例征集遴选过程中,得到了各省(自治区、直辖市)卫生健康行政部门、医疗卫生机构的大力支持和积极响应,在此一并表示感谢!

时值"十四五"数字时代之大变革,作为新时期卫生健康信息化人,让我们牢牢把握时代机遇,立足于当下,着眼于未来,攻坚克难,在砥砺中方能前行,在发展中开拓创新。乘风破浪,再创辉煌!

中国卫生信息与健康医疗大数据学会健康卡应用与管理专业委员会
2023 年 2 月

目 录

湖南电子健康卡打造"互联网＋医疗健康"与疫情防控"总入口"

一、概要

居民健康卡是卫生健康部门面向城乡居民设计发放的全国统一标准的健康服务凭证。电子健康卡是"互联网＋"新形势下居民健康卡的线上应用延伸与服务形态创新,是各类医疗卫生机构信息互认共享的重要基础平台,是保障城乡居民实施自我健康管理的重要基础工具,是我国全民健康保障工程的重要基础设施。为做好湖南省新冠病毒感染疫情防控工作,湖南省卫生健康委联合相关部门运用大数据进行分析比对,将疫情防控健康通行码的红、黄、绿三种颜色与电子健康卡二维码相融合,生成疫情防控期间使用的电子健康融合码,一个电子健康融合码既可以实现复工复产、复商复学以及人员跨区域有序流动的信息提示,也可以在医疗卫生机构接受全程医疗健康服务。

二、服务对象与覆盖范围

电子健康卡在全省所有三级医院和 200 余家二级医院建设和应用。湖南省全省发放电子健康卡超 9 100 万人,覆盖了全部常住人口、流动人口、外籍人口。

三、服务内容

电子健康卡在全省所有三级医院和 200 余家二级医院实现了医疗服务全

1

流程应用"一卡通"。依托电子健康卡打造了为群众提供"互联网＋医疗健康"服务的总入口,通过湖南省居民健康卡公众号为群众提供在线预约挂号、个人健康档案查询、核酸检测预约、新冠病毒疫苗接种预约与查询等20余项便民服务。运用电子健康卡助力复工复产和人员有序流动,并向群众提供个人核酸检测、新冠病毒疫苗接种、通信大数据行程卡等"一码"查询服务,电子健康卡注册人数达 9 117.26 万人,个人健康信息查询 39.15 亿人次。

四、关键技术

(一) 总体架构

湖南省电子健康卡应用系统总体架构见图 1-1。

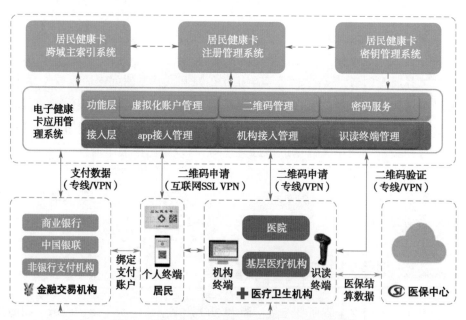

图 1-1　湖南省电子健康卡应用系统总体架构图

为保证数据交互的安全性、稳定性,电子健康卡应用管理系统、居民健康卡跨域主索引系统、居民健康卡注册管理系统、全民健康信息省级平台集中部署在省级卫生健康云平台上。

各级医疗卫生机构通过卫生专网接入省级卫生健康云平台直接与电子健康卡应用管理系统对接,实现电子健康卡二维码的申领和验证。

居民个人利用被授权的 app 端通过互联网 SSL VPN 方式接入电子健康卡应用管理系统,实现个人终端自助申领电子健康卡二维码和居民健康卡实体卡。

商业银行、非银行支付机构等各金融交易机构通过专线和加密 VPN 方式接入电子健康卡应用管理系统,用于提供在线支付服务,实现健康卡二维码与支付二维码"二码合一"。

为保障电子健康卡应用管理系统与原有居民健康卡系统保持兼容和一致的安全性,根据国家要求,电子健康卡的密码服务统一使用国家居民健康卡综合管理平台的密钥管理系统,需要完成与国家平台的对接工作。

(二)逻辑架构

如图 1-2 所示,湖南省电子健康卡采用"云计算"的模式,逻辑上分为应用层、应用支撑层、数据资源层、网络硬件层;配套建设了标准规范体系和信息安全保障体系。

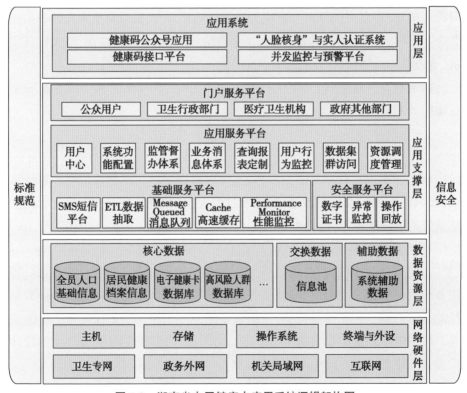

图 1-2 湖南省电子健康卡应用系统逻辑架构图

网络硬件层：包括硬件和网络，其中硬件以主机、存储、操作系统、终端与外设为核心构件，本项目由电信运营商的两套硬件体系支撑。涉及的网络环境较为复杂，包括卫生专网、政务外网、机关局域网、互联网四类网络。

数据资源层：根据数据资源的用途划分为核心数据、交换数据、辅助数据三个类别，其中核心数据是业务生产和消费过程中最重要的数据，其保护级别最高，须采用多种备份手段，建设单位对核心数据进行异地灾备。交换数据是临时性数据，往往是核心数据的参考引用对象或者是核心数据的镜像，本项目中交换数据是一个信息池，在大数据处理流程中信息池是一个公共区域，其中的数据往往是未经整理和清洗的。辅助数据是支持系统运行的一些参数类数据，如地址码、字典表、用户表、权限表。辅助数据也很重要，需要定期备份。

应用支撑层：应用支撑层包括业务系统运行需要的各类基础性的、公共性的服务。本项目包括门户服务平台、应用服务平台、基础服务平台、安全服务平台。

应用层：应用层归纳了整个系统面向最终用户的具体功能，根据系统的复杂程度，应用层可以是一个系统的重要功能模块，也可以是更复杂的子系统集合。本项目中的应用系统包括四个子系统：健康码公众号应用、实人认证服务、健康码接口平台、并发监控与预警平台。

标准规范和信息安全：建立了健康码相关的标准和规范，建立了信息安全保障措施和制度。

（三）电子健康卡平台大数据处理关键技术

电子健康卡平台部署于云服务器，可以根据需要灵活地管理和扩展计算资源、网络资源和存储资源，并可用于过滤无用的数据，也是处理防火墙外网络数据的最佳选择。

1. 大数据采集

主要通过医疗机构、金融交易机构、微信公众号、app、三大电信运营商、湖南省全民健康信息平台、公安系统等渠道获取海量数据。使用网络传输数据压缩技术以减少网络传输压力，按国家要求使用国密算法来保证数据传输安全。使用分布式数据库 TiDB 实现高速、高可靠数据采集。使用科学方法设计质量评估模型，科学分析、科学管理数据质量，进而推进数据质量提升。

2. 大数据处理

主要完成对已采集数据的辨析、抽取、清洗等操作。

通过对数据高速读取、解析、转换与装载等将这些复杂的数据整合转化为单一的或者便于处理的构型,同时对数据通过过滤"去噪"从而提取出有效数据,为后续数据快速分析处理做准备。

3. 大数据存储及管理技术

平台采用的 TiDB 数据库是一款开源 NewSQL 数据库,同时是具备水平扩容或者缩容、金融级高可用、实时 HTAP、云原生的分布式数据库,利于复杂结构化大数据管理与处理,主要解决大数据的可存储、可表示、可处理、可靠性及有效传输等几个关键问题。

4. 大数据挖掘及分析

挖掘对象:TiDB 数据库。

挖掘方法:主要是多维数据分析与 OLAP 方法。根据不同的挖掘任务采用不同挖掘算法,最终得出可视化的数据及图表;通过对数据质量的把控以得出相对准确的分析结果以及预测性分析。

5. 大数据展现与应用

健康通行码应用:综合应用了三大电信运营商数据、疫情防控人员数据、全员人口数据、医疗机构数据、核酸检测结果数据等,通过健康码的形式综合呈现给电子健康卡用户。

电子政务应用:整合卫生健康委各类公共卫生服务数据,通过微信公众号以电子健康卡为核心提供给公众;同时对接湖南省电子政务平台,将数据以服务接口的形式提供给湖南省电子政务平台小程序,其中综合管理服务共 4 类 7 项,办理服务 1 项,查询服务 4 项。

五、创新成果

(一) 电子健康卡便民惠民应用创新

在全省所有三级医院、200 余家二级医院、1 251 家基层医疗卫生机构完成了电子健康卡应用环境改造,依托电子健康卡,整合预约挂号、预约检验检查、健康档案查询、诊疗记录查询、检验检查结果查询、母婴健康手册查询等便民惠民应用,在全省范围实现了卫生健康业务一卡通用、疫情防控业务一码通行。微信公众号同时也是电子健康卡普及应用的重要宣传阵地。下阶段朝着"一卡通""一码付""一档查""一证惠"的目标迈进,更好地方便群众、服务群众。

（二）电子健康卡疫情防控应用创新

运用电子健康卡助力复工复产和人员有序流动,并向群众提供个人核酸检测、新冠病毒疫苗接种、通信大数据行程卡等"一码"查询服务。

（三）社会成效

1.《国家卫生健康委办公厅关于通报表扬"互联网＋医疗健康"服务典型案例的通知》(国卫办规划函〔2020〕834 号)将湖南省电子健康卡普及应用工作列为公共卫生典型应用案例第一名。

2. 按照《国家卫生健康委规划司关于邀请在第三届数字中国建设峰会"数字化战疫"展示专区布展的通知》(国卫规划大数据便函〔2020〕290 号)的邀请,2020 年 10 月 11—15 日在福州举办的第三届数字中国峰会成果展将湖南省电子健康卡应用情况进行了展出。

3. 2020 年 2 月 20 日,湖南省委主要领导为湖南省电子健康卡在疫情防控中的应用成绩批示:此是一次有益的探索和实践,为今后更加科学地利用大数据做好有关工作提供了思路和途径。

4. 2020 年 5 月 18 日,湖南省政府主要领导专题调研湖南省电子健康卡系统建设时指出:此次抗击新冠肺炎疫情过程中,湖南较早地运用大数据技术,为疫情防控提供了有力支撑,探索了系列有力、有效的经验举措。对湖南省电子健康卡疫情防控应用工作提出了表扬。

5. 新华社、人民日报、湖南日报、湖南电视台在新冠病毒感染疫情防控期间对湖南省电子健康卡各项应用功能上线进行了跟踪报道。

六、发展规划

2020 年 5 月 18 日,湖南省政府主要领导专题调研电子健康卡系统建设运营情况时指出:要进一步完善湖南电子健康卡系统,确保信息准确、安全保密、应用广泛、服务便利,提升平台的应用广度和服务效能,朝着"一卡通""一码付""一档查""一证惠"目标迈进,更好地方便群众、服务群众。

湖南省卫生健康委下一步按照省政府主要领导提出的"四个一"大力推进电子健康卡普及应用工作。

"一卡通（用）"就是用电子健康卡打通所有医疗卫生机构的所有医疗卫生业务，城乡居民可以用电子健康卡办理所有面向居民的卫生健康业务。

"一码（支）付"就是用电子健康卡结算医保费用、商业健康保险费用、自费医疗费用。

"一档查（询）"就是用电子健康卡查询个人在医疗机构的诊疗记录、在基层卫生机构的健康档案、在健康管理机构的体检报告。

"一证惠（民）"就是用电子健康卡取代卫生健康部门发放的各种卡证，如生育证、出生证、预防接种证、献血证、新冠病毒核酸检测证明、新冠病毒疫苗接种证明、从业人员健康证等。

数字赋能精准防控
山东电子健康"小小一码"承载大功能

一、概要

新冠病毒感染疫情发生以来,山东省依据《山东省突发公共卫生事件应急预案》,启动重大突发公共卫生事件Ⅰ级响应,落实防控责任,实行最严格的科学防控措施,第一时间采用网络化摸排登记,严控传染源,阻断传播途径,遏制疫情传播扩散蔓延势头。

山东省卫生健康委也在第一时间依托国家和省市一体化政务服务平台,基于国家卫生健康委统一规划部署的电子健康卡(下同)体系,在疫情肆虐的2021年2月中旬,仅用7天研发上线了通行码服务系统,面向全省常住居民和来鲁、返鲁人员提供服务,在联防联控中发挥了重要作用。

健康码运行在山东省电子健康卡管理平台上,健康码用户体系、身份认证、标识标准、技术路线和管理体系与电子健康卡高度一致。

健康码上线后,全面响应防控政策,不断优化系统设计,先后增加多码出示、健康码打印、健康码代查、自助客服等模块;简化申领流程,申请人仅需填写姓名、证件号码、手机号码、居住地址4项基本信息并做出承诺,后台自动比对即可赋码(红、黄、绿码)。

二、服务对象和覆盖范围

健康通行码面向全省群众提供健康通行认证服务,覆盖范围包含全省常住居民、返鲁人员、港澳台在鲁同胞、外籍在鲁人员等。

以上人员可以凭借身份证、居民户口簿、军官证、驾驶证、港澳居民来往内地通行证、台湾居民来往大陆通行证、护照等合法有效证件申请领用电子健康通行码。

三、关键技术

健康码借助电子健康卡的分布式、高可用、高并发、弹性增容特性,由山东省卫生健康委统筹规划,采取"省市一体化"建设和大数据比对自动签发模式,全省一套集约化建设,以省级节点及 16 市节点为集群,分布式部署,形成"1+16+N"区块链节点体系架构,实现跨系统、跨机构、跨地域互联互通、信息共享和业务协同,成为全国第二家上线健康码省份,并且是全国首创基于电子健康卡研发健康码的省份。

健康码在技术路线上,采用了微服务技术架构,将原单体应用按业务范围划分为多个模块,每个微服务运行在自己的进程中,相互不产生影响,完全自动化独立部署。具备微服务架构的有效降低不同系统依赖度、良好的横向可扩展性等特点,对后期功能动态灵活延伸和扩展奠定了良好的基础。

健康码在安全体系上,充分发挥电子健康卡信息安全优势,严格遵循国产商用密码相关法规和健康卡密钥管理相关规定,在电子健康卡的生成上采用国家卫生健康委全国统一的密钥体系,数据的传输和存储上沿用全省统一的电子健康卡信息安全保障平台密钥体系。

健康码在数据存储和运算方面,采用了国产分布式的 Tidb 数据库,通过 PD 进行集群管理,Tidb Server 进行 SQL 逻辑处理,TiKV 作为存储引擎管理数据存储,成为解决大数据和高性能要求下的 OLTP 和 OLAP 场景的一站式解决方案。经国家电子计算机质量监督检验中心测试,3 000 人同时应用电子健康卡密码服务,持续运行 5 分钟,平均响应时间 49ms,tps(Transactions Per Second,服务器每秒处理的事务数)为 480/s,错误率 0;总用户量达到 1 亿时,用户申领电子健康卡、电子健康卡识读和数据上传等交互操作响应时间小于 40ms,在医疗行业处于领先水平。

四、特色服务

（一）大数据应用，"三色码"标识居民健康状态

健康码充分利用国家一体化平台和山东省电子健康卡平台，通过大数据技术，对接国家疫情防控数据、入境人员核查、国家卫生健康委风险地区登记等 12 个数据接口，整合省公安厅、省大数据局、省通信管理局、省外省办等部门数据，为居民建立实时动态的健康状态模型，使用"红黄绿"三色码标识居民健康状态，实现无接触式防控、精准防控、数据防控。

（二）拓展服务，构建疫情防控闭环

1. 核酸检测地图

健康码拓展核酸检测结果查询服务，居民在健康码上可以直接查询到核酸检测结果。

同时，汇总省内各级核酸检测机构信息，形成健康码"核酸检测机构地图"，通过该地图居民可以查找距离自己最近的核酸检测站点，结合腾讯、高德等主流导航方式实现一键导航直达，极大地方便了居民核酸检测。

2. 流动人群防控

为动态化强化人群流动防控，进一步降低传播风险，健康码融合了通信行程信息查询服务，居民只需要一次授权，即可在健康码上实时展示近 14 天内途经的城市。对途经的中高风险地区进行标注，实现人员的分类分群精细化服务和管理，有利于社会公众及时主动采取有效防控措施，支持和参与疫情防控。

3. 疫苗接种预约

新冠病毒疫苗接种工作全面推开后，为协助居民合理安排接种计划，分流接种人群，健康码上线了疫苗接种预约功能，在疫苗预约板块，居民可以通过健康码选择接种点进行接种预约。

4. 疫苗接种查询

为方便已经接种的居民查询接种记录，合理规划接种时间，健康码上线疫苗接种查询功能。居民通过健康码可以查询到疫苗接种机构、接种时间、接种针次，同时标注是否完成全程接种，指导群众和防控人员做好后续防控。

（三）数据支撑,为省内外应用提供数据服务

健康码依托电子健康卡省级管理平台,向第三方应用提供数据接口支持。第三方机构通过省平台申请授权,经审批通过后获得相应的密钥和接口规范。第三方应用在调用健康码接口时,受省级管理平台监控和管理,确保敏感信息不被泄露或盗用。

（四）响应民意,引导群体免疫

为了号召居民尽早完成疫苗接种,尽快形成全国群体免疫,山东电子健康卡主动吸收网友、媒体建议,2021 年 5 月 3 日升级上线金色健康码,居民接种完新冠病毒疫苗后健康绿码周边将增加金色边框,左上角增加针剂和盾牌,表示持有人已受新冠病毒疫苗保护,既增强了群众的感受度,也提升目标人群的接种意愿。

健康码金色皮肤推出后,迅速登上各大社交媒体的热搜榜单,获得了网友的一致好评,让网友对于疫情防控有了强烈的参与感和社会责任感。

在金色皮肤成功后,山东健康码顺势而为推出了"流光溢彩"的金色皮肤 2.0 版"金色传说",创造性地让山东健康码成为"明星级"的疫情防控服务,极大地推高了居民接种疫苗的热情,有力推动了疫苗接种和疫情防控常态化工作的进行。

（五）联动保障,构建多方合作机制

建立多方联动技术保障体系,综合省卫生健康委健康码"软件"和省大数据局基础设施"硬件"优势,完善健康码技术保障体系。省卫生健康委、省大数据局以及相关合作企业共同参与,制定完善应急处置预案,建立系统升级风险研判机制,定期开展健康码系统评测,保障系统平稳有序运转。卫生健康、公安、大数据、通信管理等部门,建立数据联动工作机制,通过省电子政务平台进行数据交换,实现健康码数据互通共享,确保健康码基础数据库及时更新。

（六）通行互认,与全国健康码建立互信互认

为方便居民的省外通行,健康码先后与四川、西藏等省份建立了互认互通机制,并在武汉市解封两天后的 4 月 10 日,实现与湖北健康码互认通行,最终完成了山东健康码在全国通行互认,为居民省际出行提供了极大方便,为全国

的经济回暖提供了巨大助力。

(七) 聚焦重点,加强人员聚集场所管理

为了加强人员聚集场所(超市、医院、宾馆、餐饮场所等)的管理,健康码设置了场所码功能,由各场所自行申请场所码。场所码长期有效,可以打印张贴,居民扫描场所码后进入场所。

健康码将记录扫描场所码进入该场所的所有用户信息,以便后期用户统计和行为轨迹追踪。

五、服务对象与应用场景

健康码是疫情期间山东省的健康通行系统,为省内常住居民和来鲁、返鲁人员提供健康通行服务,在餐饮、购物、酒店、医疗、教学、文化旅游、交通工具、政务服务大厅、办公楼和社区等公共场所和重点场所中应用,部分机关、企业、事业单位、医疗机构还配备了健康码的扫码设备,进一步提高验码通行效率。

面向老年人和中小学生等特殊群体,山东健康码创造"为家人代办"功能,设置专门模块,对不使用或不会操作智能手机的老年人、儿童、视障听障残疾人等特殊群体,由亲属代为其申领和绑定健康码。

六、应用成效

健康码自上线以后,成为山东省疫情防控工作的重要方式,也成为山东省疫情防控政策传导的关键环节,极大地提高了疫情防控工作的信息化水平,提升了疫情防控工作效能,将疫情防控工作带入到了数据防控、精准防控、科学防控的新阶段,为山东省的疫情防控工作做出了重大贡献。

截至 2021 年 11 月 16 日,全省健康码累计发放 1.3 亿张,覆盖全省常住居民;亮码应用总数 221.94 亿次,发放总量和使用总量均居全国前列;向国家政务平台上报居民健康数据 1.88 亿条;为"灯塔在线""学习强国""青岛一码通"等省内外 247 个应用提供数据接口服务,累计调用量达 25.12 万;为全省中小学生发放纸质健康码 1 745 万张,为高考等各类考试核验学生健康码信息数据 504 万次;已收录核酸检测信息 8 066.5 万条。

七、远景规划

山东省健康码将积极推进与人社、公安、交通、文化、教育等部门的沟通协调，促进多码技术融合，为健康码赋予就诊就医、交通出行、文化旅游、学习教育、政务办理等多领域的效能，充分发挥健康码良好的应用基础和数据优势，探索健康码实现现代化城市治理之路。

福建电子健康卡"多码融合"打造新型诊疗模式 助推看病就医"一码通"

一、概要

（一）实施背景

为加快推进全国"互联网＋医疗健康"应用发展，相关部门陆续颁布《关于加快推进电子健康卡普及应用工作的意见》（国卫办规划发〔2018〕34号）、《关于全面推进电子健康卡"多码融合"应用的通知》（闽卫规划〔2019〕93号）、《关于全面推广应用医保电子凭证的通知》（医保办发〔2020〕10号）等政策文件，为响应政策要求，福建省卫生健康委积极推动全面实现实名制就医和医疗健康服务"一卡通"，鼓励以电子健康卡作为"互联网＋医疗健康"服务和"三医联动"的入口，推动电子健康卡的推广建设。

2018年6月，国家卫生健康委统计信息中心联合福建省卫生健康委、省医保局在福州市召开"三码融合"创新方案研讨会，创造三码融合体系，通过融合健康码、医保电子凭证及金融支付码，患者使用一部手机、一个二维码就能完成就医结算全流程，并最终实现"一部手机全省就医"。国家卫生健康委同时要求将该项目打造为全国样板，成功落地后在各省（自治区、直辖市）复制推广。

2019年，福建省卫生健康委开展了电子健康卡多码融合项目（"电子健康卡""医保电子凭证""支付码"）的建设，在不改变原有业务二维码的基础上进行二维码的扩展融合，以"多码融合"作为整合医疗、医保、医药共同的业务入口，实现多方业务数据的互通、共享。目前已完成建设并投入推广使用，具备在医疗机构一码通用的能力。

(二)建设思路

宏观层面:借鉴实体社保卡的"一卡通"项目的经验,运用互联网技术,通过整合国家卫生健康委、国家医保局、中国银联等各个部门不同电子码的优势资源,实现线上、线下的有机结合,以解决医疗卫生机构"多卡并存、互不通用"堵点问题和居民健康卡脱卡结算问题。

技术层面:在电子健康卡、医保电子凭证、金融支付码基础上,从顶层设计、信息安全、信息标准出发,在不破坏原有业务二维码的基础上进行二维码的扩展融合,从而达到多码融合、互联互通。应用包含多码融合管理系统、统一身份认证系统、互联网医疗服务安全追溯与三医协同监管系统。在便民服务上,提供包含统一预约服务、电子健康档案查询、医保在线结算、家庭医生签约、慢性病长处方续方、电子健康服务券、个人健康画像、药店在线购药等一系列健康服务。在三医协同监管上,以"多码融合"作为整合医疗、医保、医药共同的业务入口,联结医疗、医保、医药多方业务数据,加强数据互通、共享,共同提升完善三医协同监管水平,保障医疗质量与医保基金安全。电子健康卡多码融合架构见图 3-1。

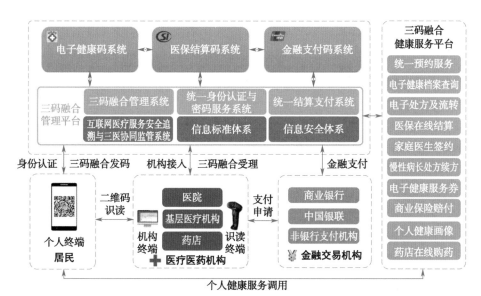

图 3-1 电子健康卡多码融合架构图

(三) 推进措施

1. 统筹推进顶层设计和规划

多码融合应用工程,不仅需要技术上的融合创新,更需要运营模式上的协调统一。福建省卫生健康委、省医保局等多方协同推进,做好顶层设计规划,共同实现数字福建"一部手机全省就医"的目标。

2. 强化部门协作和任务分工

坚持统筹规划、统一设计、遵照实施的原则,成立"多码融合"专项项目组,卫生健康委、医保局等各行政管理部门、各项目单位严格按照技术指标推进建设,明确任务分工,坚决避免自成一体、各自为政的现象,确保能够实现信息互联互通、数据共享利用,实现医疗、医保业务协同监管。

3. 加强组织领导和过程监管

按照相关方案的专家论证意见,开展项目建设和推广应用,确保互联互通、信息共享和安全高效。切实加强项目进度管理和设备采购监管,建立行之有效的监督检查机制,严格落实工程审计监督制度,定期组织检查建设内容和工程质量,指导建设试点项目医院、社区、药店开展实施,协调解决建设过程中的问题,督促工作任务落实,发现问题及时解决。

4. 加大宣传力度

采取多种形式,加强宣传引导,指导医疗卫生机构充分利用多码融合识别、获取和认证功能,创造用卡环境,优化业务流程,支持鼓励居民利用多码融合接受各类医疗卫生服务,为顺利推进多码融合应用营造良好环境。

(四) 建设成效

截至 2021 年底,在省卫生健康委、省医保局的努力下,多码融合项目已完成阶段性建设。

运营推广方面,目前用户数为:3 685 万人,活跃用户为:430 万人,用码量为:2 000 万次,结算量:42 万笔。

系统建设方面,福建省卡管中心平台、健康码应用平台均已投入运行。

医院改造方面,14 家省属医院均已完成"健康码"应用平台的对接改造,并完成领码、充值、就医、结算、取药等功能,实现了院内公众号一部手机完成就诊全流程。

医保对接方面,完成 14 家省属医院省医保在线结算的功能,完成福建省立医院、福建省老年医院、福建医科大学附属第一医院、福建医科大学附属协和医院及福建中医药大学附属第二人民医院 5 家医院的福州市医保在线结算功能。

应用数据统计见图 3-2。

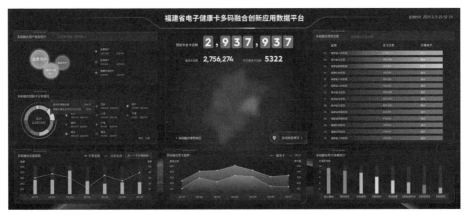

图 3-2　电子健康卡多码协同应用数据展示

二、服务对象

福建省各级医疗机构和全省居民群众。

三、覆盖范围

福建省。

四、服务内容

(一)支持线下、线上多渠道领码

线下领码渠道包括各医疗机构的自助机、收费窗口等;线上领码渠道包括支付宝生活号、微信公众号、各种 app 等移动应用上的领码,对于患者而言十分便利,可以先领码再去医院就医,省去往返医院办卡、开卡的麻烦。

（二）支持医保+自费"一键"结算

患者就诊完，手机会立即收到系统自动推送的一条待结算信息，患者可在线完成医保+自费医疗费用的结算，大幅减少了患者排队等待结算的时间，提升患者就医体验。另外也支持在药店扫码购药，患者在药店买完药，可直接使用"多码协同"进行购药支付，实现医保、自费一键快捷支付，为民众提供便捷的服务。

（三）支持就医全流程"一码通行"

就诊患者可以用"多码融合"应用进行扫码就诊、扫码取药、扫码检查、扫码取报告等，实现全流程无卡就诊。同时支持全流程就医指引，患者取号成功会收到消息提醒，为患者指引诊室位置；患者在医生工作站就诊完，也会立刻收到取药提醒或检查检验提醒，指引患者进行下一步操作。与传统模式相比，患者通过"多码协同"应用就诊，可以节约一半以上等候时间。

（四）支持疫情防控

在常态化疫情防控机制下，"多码协同"应用实现了"无接触、不聚集"全流程就诊，减少了接触感染的风险，助力疫情防控工作。患者通过手机领码，避免线下人群接触，不必前往窗口排队办卡，可有效降低人群接触的感染风险。通过扫码就医、核酸检测"码"上行等服务，有效避免与人群和设备的接触，极大减少了线下交叉感染的风险。

通过多码协同，支撑全省新冠病毒核酸检测、疫苗接种工作，并实现与国家、省相关部门平台互通共享，支撑预约检测、数据报送、结果查询、共享互认等全流程服务管理。目前已汇聚核酸检测信息1.78亿条、疫苗接种人次信息8 061.46万条。并配合省数字办做好"福建八闽健康码"优化提升，牵头建立赋码规则小组，定期研究提出赋码转码规则建议，提升健康码疫情防控能力。

（五）支持互联网医院诊疗

基于"多码协同"实名认证体系，开展借助"多码协同"建立医保、医疗数据互通通道，实现互联网医疗机构在线医保结算服务。目前，福建省级机关医院、福建医科大学孟超肝胆医院已结合互联网医院的建设，实现了医保在线结算服务。

（六）支持多样化便民惠民服务

通过完成与福建"12320"便民热线服务平台的统一界面服务，围绕便民惠民服务开发一系列便民服务，为公众提供健康档案查询、餐具溯源、生育登记、健康宣教、预约接种等应用场景，同时针对老年人群进行个性化服务定制，优化群众医疗健康服务的体验。

五、关键技术

（一）跨平台身份识别协同技术

采用了跨平台身份识别协同技术，除了采用目前在软件领域常用的验证身份证号、手机号＋短信验证码、金融实名绑卡、微信实名、支付宝实名等认证方式，还创新地加入社保、医保身份实名、本地化的实名体系接入以及人脸实名核验技术，从身份识别安全角度来考虑，采用了多重身份认证技术，可提供单重名字、双重实名、多重实名、混合实名认证的机制，为推动实名制就诊进程和医疗便民惠民服务打下基础。

（二）CLA 无证书密钥管理及认证技术

针对医疗机构之间患者数据共享的安全难题，采用 CLA 无证书密钥管理及认证技术方案，在所有医疗机构 CLA 前置可信交换网关给所有认证、文档交换加一层 CLA，在互联网医疗层面由 CLA 完成认证与签名，在医疗机构内部还是由原来 CA 发挥其作用。该系统兼具 PKI/CA 和 IBC 的优点，在安全性上与 PKI/CA 相当，在易用性上与 IBC 相当。

（三）"多码融合"标记化技术

多码融合系统按照主索引生成方案生成主索引 ID，与统一身份认证中认证信息匹配，融合管理系统对接电子健康卡、医保电子凭证、金融支付码等系统完成多码融合，不是替代各类电子码而是兼容。"融合码"的生成采用了标记化技术方案，多码融合管理系统为标记服务提供方，负责产生、维护标记，也负责管理标记请求方，如电子健康卡、医保电子凭证、金融支付码或其他申请多融合系统，登记标记请求方信息，维护资料，配置标记请求方参数。

六、创新成果

福建省电子健康卡"多码协同"项目作为国家卫生健康委统计信息中心"互联网＋医疗健康"的全国创新应用试点项目,改变了传统的就医模式,实现了就医介质、就医流程、支付方式、服务模式的改变,极大地改善了民生服务体验,提升了医疗行业监管水平。

(一) 助力打造数字福建、健康福建

利用移动互联网新技术,推行就医"一码通",实现扫码识别、扫码支付,构建"一账通"统一结算支付信息通道,让福建居民仅凭一个码就能享受医院就医、医保结算、药店购药、家庭医生签约、互联网医疗等医疗服务,真正解决了参保人员办理居民健康卡和医疗费用结算支付中重复跑腿、重复排队、排队及办理时间长等问题,改善民生综合服务体验,提高参保对象的满意度。

(二) 提升行业治理能力和水平

"多码融合"的建设有利于全面落实实名就医,有效建立互联网时代居民健康统一身份凭证,实现跨机构、跨区域健康服务"一卡通",汇聚居民全生命周期健康记录,形成完整、有效、实时的医疗健康大数据,促进跨部门、跨机构、跨区域的数据资源整合,促进"三医联动"和就医全流程追溯监管,提升行业治理能力和水平。

(三) 提高政府管理部门医疗业务服务水平

福建省基于电子健康卡的多码融合应用项目,从业务及信息系统上重新梳理,在流程设计过程变传统的被动服务为主动服务,建立全方位满足就医群众用卡服务需求的服务理念,结合移动应用等多个渠道,在人性化服务中体现精细化、专业化和标准化,提高政府管理部门服务水平,从而加快向服务型政府的转变。

七、下一步发展规划

（一）进一步扩大应用覆盖范围

全面推进电子健康卡"多码融合"应用，在拓展使用场景的基础上，同时逐步扩大应用覆盖范围，建立完善"多码融合"应用的考核机制和配套措施，循序渐进实现全省各地市各级医疗机构的接入，最终完成"多码融合"应用在全省范围内推广应用的目标。

（二）实现"八闽健康码"与电子健康卡"多码融合"

结合疫情常态化管控工作，推进电子健康卡与八闽健康码"多码融合"应用，推动实现"一部手机全省就医"。在"八闽健康码"的界面上进行改造，快速实现"八闽健康码"的就诊一码通，借助"八闽健康码"疫情期间的推广力度及广大群众对健康码的认知关注，吸引更多患者使用"多码融合"应用，实现"多码融合"应用在全省的推广覆盖。

（三）积极推动更广范围的"一码通行"

通过"多码融合"在医疗健康领域的试点，打造就医、购药的"一码通行"。试点成功后，将通过"多码融合"，进一步实现与公安、交通、教育、体育、民政等部门的互联互通，实现更广范围的"一码通行"。

浙江以"两卡融合、一网通办"为切口
打造掌上医疗健康服务数字生态

　　浙江省围绕让群众看病就医"少跑""近跑""不跑",全面推进"两卡融合、一网通办",将国家卫生健康委发行的电子健康卡和人社部签发的电子社保卡,在"浙里办"app融合成"健康医保卡",以此构建全生命周期的数字健康生态雨林,实现"看病不用卡,只需一个码"。自2019年7月初上线以来,已有2 400多万群众领取健康医保卡,可以享受高效便捷、全方位、全周期医疗健康服务,现已覆盖559家医疗机构,实现县级及以上医院全覆盖。

一、技术架构

　　"两卡融合、一网通办"即将电子健康卡和电子社保卡按照统一标准规范进行安全绑定,融合形成健康医保卡,在"浙里办"app实现用户通过一卡(码)享受卫生健康、医疗医保全流程服务。"两卡融合、一网通办"在技术路线上遵循"入口统一、相互融合、一网通办"三个原则,技术核心在于电子健康卡卡管系统和电子社保卡卡管系统的衔接与交互。

　　整个系统架构分为渠道、渠道接入、核心、机构接入、机构等5个层级(图4-1)。其中最重要的是核心层,包括电子健康卡卡管系统和电子社保卡卡管系统,负责提供二维码管理、账户管理、签发管理和密钥管理。双方卡管系统交互完成两卡的融合,实现为已签发电子社保卡的用户自动开通电子健康卡,以及双方用卡记录的互通。

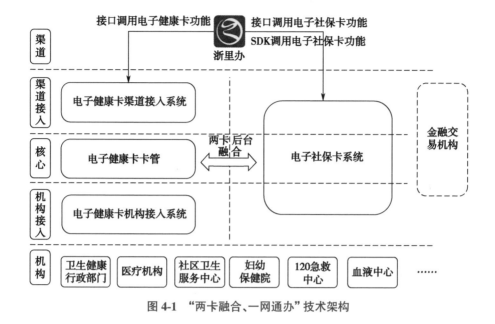

图4-1 "两卡融合、一网通办"技术架构

二、主要做法

（一）践行群众中心视角，让群众就医更便利

"两卡融合、一网通办"工作以办好"看病就医一件事"为出发点，贯通了"互联网＋医疗医保"全流程，串联起居民个人医疗健康信息，聚合了各类线上医疗卫生服务，实现群众看病就医"三减一升"。**一是减少重复办卡**。健康医保卡以一个二维码替代了群众以往就医需要的社保卡、市民卡和各医院自发就诊卡，汇聚各类医疗健康 app 上的高频应用，通过统一流程设计、后台数据共享，达到预约挂号、扫码就诊、检验检查报告查询、费用结算以及互联网医院等全流程服务"一网通办"。**二是减少重复排队**。通过优化服务流程，将能在移动端实现的功能全部搬到线上，把医院内就医环节从 8 个减少为 3 个，缴费排队从至少 2 次减少为缴费 0 排队，明显缩短患者挂号、取药、付费等环节反复排队时间。**三是减少重复检查**。医生在诊间可通过健康医保卡调阅患者在省内其他医院的检验检查报告和影像资料，省却了患者携带各种检查检验纸质报告的麻烦，也减少了各种不必要的重复检查检验。近一个月来，医生诊间调阅与群众自助查询检验检查报告共计 167 万次。**四是提升群众健康管理**

水平。通过健康医保卡,群众可以实现检验检查信息的自助查询,还可以享受浙江省互联网医院提供的在线问诊、复诊和处方服务,随着电子健康档案、电子病历、疫苗接种、母子健康服务等功能的加载,群众将能更加全面掌握自己健康医疗信息,进行更高水平的自我健康管理。

(二) 推动智慧医院建设,让医疗服务更有序

"两卡融合、一网通办"工作驱动广大医院提升智慧化水平,加快推进医院内就诊流程优化、医院间医疗信息共享及线上线下医疗服务协同,实现医疗服务的改善提升。**一是改善医院诊疗环境**。健康医保卡聚合预约挂号、在线支付等服务,部分医院还推出了基于健康医保卡的刷脸就医、医后付、在线取号等应用,突破了医院物理空间限制,大大缓解因门诊患者滞留医院造成的拥挤现象。据测算,使用健康医保卡可使平均单次门诊服务再节省近 20 分钟。**二是降低医院运营成本**。随着工作的推进,医院服务从人工窗口向自助机,再向移动端迈进,相应人力物力投入将大大减少。以丽水市中心医院为例,随着智慧结算工作的开展,医院人工窗口从 17 个减少到了 3 个,"掌上服务"推广后,医院每年还将至少节省自助机运维费用 30 万左右。**三是促进医疗资源集约共享**。健康医保卡加载的互联网医院服务,为省内各医疗机构提供线上诊疗服务搭建了平台,减少了医院各自投入建设互联网医院带来的浪费。通过健康医保卡,检验检查信息随着上下转诊在医院间共享调阅成为可能,促进了医疗机构业务协作,有助于分级诊疗秩序的形成。

(三) 落实精密智控要求,让疫情防控更精细

"两卡融合、一网通办"工作为响应新冠病毒感染疫情防控各个阶段的数字化需求打下了坚实基础。新冠病毒感染疫情发生以来,浙江省以迅速的响应力和坚定的执行力将健康医保卡应用渗透到疫情防控的各个阶段,形成了精密智控全面防控的立体化网络。**一是健康服务与健康通行融合**。将健康医保卡与疫情防控健康通行码融合,生成功能叠加的"三色"健康医保卡,实现疫情期间的健康通行服务与就医流程有机融合,为医护人员和患者带来便利。**二是助力疫情防控公共服务**。以健康医保卡为主索引,24 小时开发上线浙江省新冠肺炎防控公共服务管理平台,包括重点人群医学观察、主动申报与疫情线索提供、心理健康咨询等 8 个模块。平台上线 20 天以来,访问量超 300 万人次,收集疫情线索逾 2 000 条,累计为 6 465 位居民提供建档服务,接受群众

咨询与问诊 18 000 多人次。**三是支撑新冠病毒核酸检测自助预约。**开展新冠病毒核酸检测自助预约,利用健康医保卡的支付功能进行线上结算,实现开单、填表、付费等检前步骤线上"一站式"完成,减少排队和等待,降低交叉感染风险。2023 年春节前日均访问量超 15 万人,日均预约支付超 6 700 人次。**四是赋能新冠病毒疫苗大规模接种。**开发了全省统一的疫苗与预防接种综合管理信息系统,支持手机端通过健康医保卡自助建档,省内 1 789 个新冠病毒疫苗接种点线上分时段预约,出示健康医保卡扫码接种,减少群众排队等候时间,提升新冠病毒疫苗接种效率。在健康医保卡发布疫苗接种"随身查"服务,支持居民随时查询疫苗接种记录,解锁接种"成就"。

(四)贯彻整体政府理念,让部门协同更有效

"两卡融合、一网通办"工作生动体现了跨部门数据共享、业务协同的数字化改革要求,也帮助提升了医疗医保协同监管能力,为行业监管提供强有力数据支撑。**一是形成部门协同推进机制。**在省委改革办的协调指导下,省卫生健康委、医保局、人社厅和大数据局联合成立工作专班,按照"同一方案、分线对接、分工负责、定期会商、难题共解、统一落地"要求,既分工又合作,确保工作涉及的 4 个部门、数百家省市县医院联动推进。**二是实现部门系统整合。**通过这项工作,把与群众就医和健康服务密切相关的预约挂号、医保移动支付、电子票据等信息系统经由"浙里办"app 统一入口整合对接起来,做到了多部门线上医疗健康服务的整体输出。**三是提升部门协同监管水平。**通过多部门联动推进健康医保卡工作,有力提升了医疗、医保协同监管的精准性和有效性,控制了重复检查检验、重复用药等不合理医疗行为,提高医疗资源利用和医保基金使用效率。

三、下一步计划

下一步,浙江省将以"健康大脑"建设为契机,持续深入推进"两卡融合、一网通办"工作提质、扩面、增效,突出管用好用,为群众提供更加便捷、智能、有温度的医疗健康服务。拓展掌上医疗健康服务辐射范围,不断向基层医疗卫生机构延伸,面向老年人、慢性病患者、妇女儿童、残障人士等特殊人群提供针对性、个性化的服务内容。以健康医保卡为主索引,推进各类健康数据高质、高效汇集,推动业务流数据流高效叠加,强化健康领域数据治理,加快推动健康数据高效挖掘和最优利用。

指尖上的"辽事通码"
助力"智慧防疫、精准抗疫"

一、背景

2020 年 12 月,国家卫生健康委发布《关于深入推进"互联网＋医疗健康""五个一"服务行动的通知》(国卫规划发〔2020〕22 号),省卫生健康委根据辽宁省委安排部署,完成国务院督查组反馈问题整改内容,重点推进省联防联控信息平台建设,联合相关部门实现了基于电子居民健康卡多码融合的健康通行码(简称"辽事通码"),落实健康码信息互认机制和规则,明确跨地区流动人员健康码信息在各地区可信可用,实现防疫健康码统一政策、统一标准、全国互认、一码通行。

"辽事通码"采用国密算法和国产自主可控安全技术,构建卫生健康领域覆盖全体居民、全生命周期的健康身份统一标识和认证服务体系。有利于全面落实实名制就医,解决医疗卫生机构"多卡并存、互不通用"的堵点问题,更好发挥"互联网＋医疗健康"便民惠民作用。

二、主要做法

(一)"辽事通码"小程序上线

2021 年 1 月 28 日,依据省联防联控信息平台建设要求,历经多轮论证、测试等环节,新版辽事通健康码小程序正式上线。平台建设所需的 196 台服务器全部采用省政府数据中心提供的高性能服务器(16 核心 64G 内存),在保障稳定性的同时实现秒速亮码。

(二)健康信息上报服务

为了方便对健康信息进行上报监管、更新,"辽事通码"上线了个人健康数据上报平台。全天候实现健康信息的实时上报,确保健康信息的准确及时。

(三)支撑新冠病毒感染疫情防控

"辽事通码"实现码与疫苗接种信息、行程卡及核酸检测结果的多项融合,并实现自动获取本人健康码状态。有效限制有风险的人员与社会公众接触,降低疫情扩散风险,促进人员有序流动。

(四)"一码通用"智慧医疗便民服务

辽宁省内医疗机构对接"辽事通码",可快速验证个人健康信息,同时可覆盖预约挂号、充值缴费、检查检验、药房取药等就医环节,既提高了医院控制疫情蔓延的能力,也提升了患者的就医体验。在疫苗接种登记、影像资料调阅等多种医疗卫生服务场景中实现"一码通用"。"辽事通码"还针对老年人、小孩等群体提供亲情账户认证代办机制,结合人工服务实现线上、线下一体融合,进一步完善不同人群的就医场景。

(五)疫苗接种,金盾守护

"辽事通码"通过汇聚省内新冠病毒疫苗接种数据,实现健康码与新冠病毒疫苗接种信息的绑定,并根据接种进度,展示对应金盾标识。展示金盾标识有助于对疫苗接种形成正向激励引导,助力全省构建免疫屏障。

(六)检测接种结果,官方认证

"辽事通码"可对核酸检测机构出具的核酸检测报告提供官方电子认证,并生成核酸检测电子证明。对接种新冠病毒疫苗的居民提供官方电子认证,并生成疫苗接种电子凭证。同时具备文档打印、图片保存以及分享功能,用户可以在不同的使用场景中打印、出示。启用国产版式文件标准 OFD(OFD 是国家完全自主可控的标准,支持国密算法且具备法律效力)。同时提供分享功能,方便老年人使用。

(七) 个人健康风险线上排查服务

"辽事通码"提供线上个人健康风险排查服务,改变了以往传统的纸质健康风险信息填写。个人健康风险信息与个人身份信息关联,防止错填以及恶意填写。健康风险排查信息支持生成 OFD 格式的健康风险报告,可打印或转发。

(八) 利用入口优势,打造生态服务

"辽事通码"为满足不同验码场景下的多样化用户需求,利用大流量、多用户的入口优势,引入便民生活服务,例如:绿色出行、便捷就医、购物支付等,实现了居民生活化场景下的便捷用码。

(九) 一键扫码,登记溯源

"辽事通码"为医疗服务、企业商超、交通运输等机构提供机构码应用,来访居民只需使用相关手机 app 扫描机构码即可完成身份、健康状态等信息登记,实时预警高风险人群;同时机构码自带经纬度验证,防止违规扫码行为。所有扫码记录上传云服务器,为流行病学调查(简称流调)溯源提供数据支撑。

(十) 设备验码,准确高效

"辽事通码"为多种验码终端设备提供标准接口,赋予扫码盒子、闸机等设备核验"辽事通码"的能力。医院、健身馆等场所通过使用扫码盒子、闸机等终端进行"辽事通码"的核验,大大提高核验效率和准确度,降低了人工成本。所有核验结果同步云服务器,实时预警高风险人群。

(十一) 全民核酸,一码登记

"辽事通码"配合全民核酸场景,将"辽事通码"中身份信息用于核酸检测登记工作中,信息真实且方便快捷。例如大连全民核酸中,居民使用"辽事通码"前往核酸检测点,检测人员可直接使用扫码设备进行扫码登记,改变了以往出示证件、核验证件、纸质登记的烦琐流程,极大提高了工作效率和信息准确度,同时检测结果与居民"辽事通码"绑定,提供检测报告线上查看服务。目前全民核酸累计验码次数为 27 342 653。

（十二）跨域认证,跨域互通

"辽事通码"建设符合电子健康卡建设与管理指南 3.0.1 标准,接入国家跨域认证平台,非本地发码机构发码将调用国家卡管验证接口进行验证,由国家跨域认证平台路由至发码机构卡管请求验证。已实现与吉林省、黑龙江省的跨域认证互通工作。

三、技术架构

总体架构中包含了电子健康卡管理系统、电子健康卡跨域主索引服务、电子健康卡用卡监测系统、辽宁省(电子)健康卡分布式中心系统及多码协同系统、相关疫情数据服务应用等(图 5-1)。

电子健康卡管理系统是电子健康卡管理的核心系统,具有账户管理、二维码管理、密码服务等功能,并对外部接入的机构和终端进行管理。

辽宁省电子健康卡用码监测系统,实现对接入机构、接入终端、接入应用、用码人员、时间、地点等的监管,包括对电子健康卡接入应用情况的日常监管、防疫相关数据的汇总分析。

四、工作成效

截至 2021 年 12 月 31 日,新版辽事通健康码小程序累积访问量 50.63 亿次,累积访问人次 6.39 亿人次,平均日活人数 197.41 万人,总计生成健康码 17.22 亿次。目前,辽宁省人民医院、中国医科大学附属盛京医院、大连医科大学附属第二医院、中国医科大学附属第四医院及各市中心医院共 75 家均已完成辽事通码对接工作,可以实现院内全流程就医。全省申领机构码数量达 36 117 个。

五、工作经验

（一）强化组织保障

辽宁省卫生健康委牵头成立项目工作组,指导相关单位开展实施,协调解

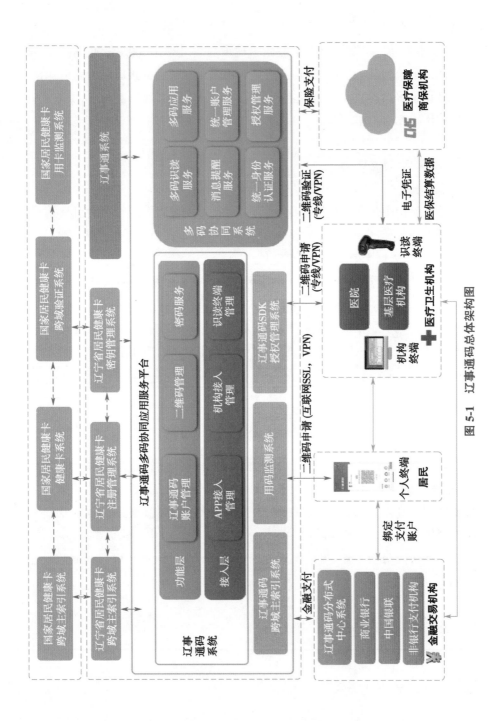

图 5-1 辽事通码总体架构图

决建设过程中的问题,督促工作任务落实。严格实施过程监管,建立监督检查机制,严格落实审计监督制度,确保建设内容和质量。

(二)加快推进落实

各市卫生健康委明确辖区内各医疗卫生机构完成时间节点,督查督办推进落实。各级医疗卫生机构制定工作方案、工作计划,职责分工到人,积极协调相关技术厂商,确保在最短的时间完成用码环境改造等任务。省级医疗机构充分发挥大型公立医院的引领示范作用,带头完成工作任务,为居民提供更为方便、快捷、安全的医疗健康服务。

(三)加强监测考核

各单位将"辽事通码"应用工作纳入目标绩效考核指标当中,实施调度推进和监测考核,确保按时完成工作任务。省卫生健康委对各地、各省直医疗机构电子健康卡接入数量、应用环节数量、门诊就诊刷码占比等情况进行常态化监测和定期通报,并纳入年度综合评比和考核。

健康宝典掌中控 互联诊疗全程通

为贯彻落实《关于深入推进"互联网＋医疗健康""五个一"服务行动的通知》(国卫规划发〔2020〕22号)、《关于加快推进电子健康卡普及应用工作的意见》(国卫办规划发〔2018〕34号)文件精神,充分发挥电子健康卡在支撑"互联网＋医疗健康"便民惠民服务、优化就医流程等方面的关键作用,进一步聚焦"一院一卡、互不通用"等群众看病就医的"急难愁盼"堵点问题,持续推动卫生健康便民惠民服务发展,吉林省卫生健康委积极推动电子居民健康卡普及应用工作,加快推进电子健康卡与"互联网＋医疗健康"应用发展,助力健康吉林建设。

一、案例概要

(一)建设背景

2018年,国家卫生健康委启动了电子居民健康卡建设应用工作,旨在通过全面普及应用电子居民健康卡,促进医疗健康信息互通共享,建立健全卫生健康领域"线上线下一体化"的居民健康身份统一认证体系和全程全域协同联动的医疗健康便民惠民服务新模式。同年,吉林省卫生健康委召开全省电子居民健康卡试点工作推进会,会议明确指出,做好电子居民健康卡发行应用工作是"数字吉林、健康吉林"建设的切实需要,要充分释放电子化对医疗服务的放大、叠加、倍增作用,全力做好电子居民健康卡发行应用工作。从2018年至2021年,全省电子居民健康卡注册建卡2 675万张,实现全省50家三级医院、160家二级医院、959家基层医疗卫生机构的联通全覆盖。

(二) 建设思路

吉林省电子居民健康卡应用建设项目,是一项涉及面广、技术难度较大、业务领域繁多的系统工程。因此,总体方案的设计遵循国家卫生健康委的建设指导方案,以"整体规划、分步实施、阶段见效、持续发展"为总原则,以电子居民健康卡在部分关键业务场景的应用为切入点,以应用为驱动带动技术实现,在充分利用现有设施和资源的条件下,力求高起点的设计,既满足近期需求,又适应长远发展需要。

(三) 建设成效

吉林省居民健康卡具备电子居民健康卡激活、智能导诊、医生在线、预约挂号、检验检查报告查询等 10 余项便民惠民服务功能。新冠病毒感染疫情期间,充分利用信息技术手段进行防控,新增核酸检测机构查询、出行政策、疫情实时动态、发热症状自查、疫情智能问答、新冠病毒感染科普等功能,助力疫情防控常态化。

二、服务对象及覆盖范围

鼓励群众通过使用电子居民健康卡享受各类卫生健康服务,让群众真正认识到持码就医的便利,切实有效解决群众就医"堵点"问题,为群众谋福祉。通过建设完善的电子居民健康卡服务功能,为医疗机构、公共卫生机构等各机构提供全面的应用场景、模式和流程。

三、关键技术

(一) 总体技术框架

电子居民健康卡总体技术框架见图 6-1,居民健康卡主索引系统、居民健康卡注册管理系统集中部署在吉林省全民健康数据中心。

电子居民健康卡应用管理系统:可分省、市两级部署,省级电子居民健康卡应用管理系统与国家卡管平台连接。

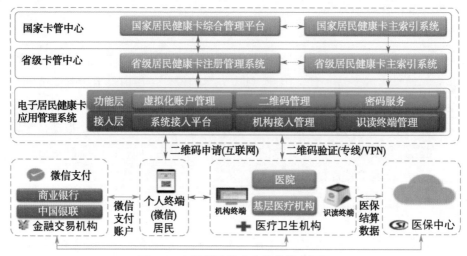

图 6-1　电子居民健康卡总体技术框架

医疗卫生机构：医院信息系统、自助机系统连接电子居民健康卡应用管理系统进行电子居民健康卡的申请、验证，以及电子居民健康卡信息在院内信息系统的注册管理。通过识读终端扫码使用电子居民健康卡。

居民移动端：居民使用微信生态应用（小程序、公众号、微信支付）完成电子居民健康卡申请、使用、支付、线上健康服务等业务。

金融交易机构：使用微信支付作为主要支付方式，商业银行、银联可作为收单机构。

市(州)级卫生健康委：通过电子政务外网、专线或者 VPN 与省级卡管中心连接，进行卡注册数据和用卡数据的传输。

(二) 关键技术构成

症状描述知识图谱：深度学习医院专科主任提供的疾病资料，搭建围绕症状的问题决策树，关联科室、性别、体征等关键信息训练基于症状描述的知识图谱，覆盖医疗过程前置信息需求。

病历书写规范：通过对不同疾病的病案模板学习，掌握医生病历书写习惯，形成信息报告规范，提高收集信息医生可用率。

智能识别：语义、图片识别，对患者语音、文字描述进行自然语义识别，对历史报告、病历进行 OCR 识别，通过结构化信息处理能力，形成标准病情报告。

数据串联：基于电子健康卡串联患者检验检查报告，实现患者病情、病史信息的连贯记录,便于跨院治疗的病情信息传递,避免患者反复录入重复信息。

个性化配置: 拓展功能通用性,支持症状及信息的个性化配置,基于科室、医院的个性化信息收集需求,通过配置快速支持不同医院的需求。

(三)网络架构设计

电子居民健康卡网络架构见图6-2。吉林省电子居民健康卡应用系统网络连接包括:电子政务外网、卫生专网、VPN和互联网。吉林省卫生健康委和国家卡管的数据上传使用电子政务外网,吉林省卫生健康委和市(州)卡管平台通过卫生专网或VPN连接,居民移动应用(微信小程序、公众号,支付平台等)通过互联网方式与医院开放的安全互联网区域连接,进行电子居民健康卡的应用。

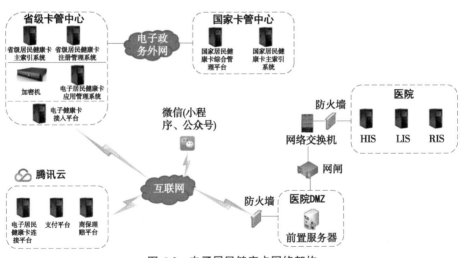

图6-2 电子居民健康卡网络架构

四、创新功能

(一)集成管理,建成省级监测平台

2019年,吉林省建设完成电子居民健康卡监测平台,通过该系统,能够全方位、多角度、全景展现全省电子居民健康卡发卡用卡的各项指标,为电子居

民健康卡工作提供精准数据依据。

（二）一码通行,实现就医诊疗全流程

居民健康卡作为"就医凭证",让群众实现区域内跨机构享受诊疗服务。电子居民健康卡客户端应用可切实提高居民就医体验,更能使居民真正实现一个移动应用,一张电子居民健康卡,电子居民健康卡可在各医疗机构实现就医全流程,群众通过激活健康卡到本人手机,享受到包括预约挂号、智能导诊、到院扫码签到、诊前信息收集、在线缴费查报告等服务。

（三）延伸功能,助力疫情防控常态化

一是开通疫情期间线上咨询服务。为尽量减少发热人群流动以及满足发热患者、疑似患者的相关咨询及隔离指导需求,群众通过激活电子居民健康卡,完成线上预约挂号、轻症在线问诊,为减少医患接触、分流患者、筛查轻症、降低入院就医交叉感染风险起到了积极的作用。新冠病毒感染疫情期间,研发且上线了疫情智能问答助手、发热症状自我筛查、发热患者线上咨询、吉林医生在线义诊系统、线下就医健康登记等五大疫情线上咨询服务。并通过上线"新冠病毒感染小区速查"模块,迅速查询附近确诊病例所在小区,帮群众快速了解本地确诊患者的小区地点、确诊人数、与本人的距离等。

二是开设疫情动态发布服务。为实现疫情信息实时、权威发布,研发"本地疫情信息官方发布"及"全国疫情实时动态"两大功能,居民可通过电子居民健康卡小程序快速获取当地及全国各省市的确诊病例、疑似病例、治愈及死亡人数等实时数据,确保公众及时获取到正确的疫情信息,为居民提供权威疫情资讯。

三是上线智能便民服务工具。聚焦2021年春节返乡防疫管控政策,针对居民最关心的春节返乡防疫管控问题,吉林省居民健康卡防疫服务专区上线返乡政策查询功能,居民一键选定行程出发地和目的地后,可快速获知两地往来的相关防疫管控政策。帮助居民在出行前掌握目的地区风险程度、隔离、行程报备、健康证明、公交运营管控等方面的政策规定,从而提前安排核酸检测预约、交通方式选择等行程内容,保障居民出行活动,也有助于缓解各地春节前后防疫压力。同时,上线核酸机构查询地图及疫苗接种地图功能,可查询全国7 000多家核酸检测机构及吉林省新冠病毒疫苗接种机构信息,群众可电话预约咨询,提高预约效率,降低线下聚集风险。

（四）积极探索，实现信息互通共享

一是吉林省始终立足于为群众解决急难愁盼问题，积极推进检查检验报告开放查询工作进程。目前，群众可通过居民健康卡查询检查检验报告，及时掌握个人健康信息，就医时可授权医生在线调阅过往检验检查结果，便于医生全面深入了解患者健康状况，从而减少重复检查，提升患者就医体验。

二是根据各医疗机构信息互联互通需求，以电子居民健康卡为主索引，以吉林大学白求恩第二医院、吉林大学中日联谊医院、吉林大学口腔医院、吉林省肿瘤医院作为院间信息共享试点，依托省全民健康信息平台数据，进行院端系统改造，开展医疗机构间检查检验报告的调阅共享。

三是面向患者及医生，提供智能预诊服务。在医生问诊和诊疗过程中，需要患者全方位长周期的医疗健康数据，而大部分医疗数据来源多，数据杂，医疗机构之间信息系统互通困难，增加医患对过往病史等信息沟通时间，延长医生诊疗时间，增加患者就医成本。在电子居民健康卡小程序上开通基于人工智能（artificial intelligence，AI）引擎的智能预诊工具，整合医院的医疗信息数据，实现线上业务与线下业务无缝连接，通过服务发布完成数据采集、共享和业务协同，基于平台让医院医疗业务形成闭环。智能问诊功能在吉林大学白求恩第二医院进行试点，截至 2021 年 6 月 23 日已完成 6 136 份预诊报告，并对医院领导、科室主任、出诊医生及患者的使用体验进行了解，经统计，问诊时间缩短 50% 以上，医生通过收集更多医疗信息，能够作出更加精准的判断，同时提升患者的参与感与满意度。

（五）创新服务，智能导诊助力便民惠民

为实现患者精准就医，减少门诊聚集感染风险，吉林省居民健康卡开设智能导诊导医服务功能，系统基于语音交互、自然语言理解、医学认知智能与推理技术，实现根据病症推荐科室、疾病自查、精准导医导诊、缩短挂号时间、诊前病史采集、生成结构化病历等功能，指导患者有序就诊，实现精准挂号、有序就医。

（六）部门联动，建立多方合作机制

建立多方联动技术保障体系，为电子居民健康卡引入用户流量。与吉林省大数据局"吉事办"进行对接，通过在"吉祥码"界面中增加"健康卡"，为

电子居民健康卡引入用户流量。2021年5月底,吉林省居民健康卡成功对接"通信大数据行程卡",为居民查询行程记录提供便利。

(七) 积极引导,提升健康卡居民认知度

为深入开展党史学习教育,认真落实"我为群众办实事"实践活动,深入社区、乡镇,积极宣传推广"吉林省居民健康卡"相关惠民功能。通过多次组织开展宣传推广活动,向群众普及电子居民健康卡激活方法,教授群众使用"吉林省居民健康卡"各个惠民服务功能。现场活动形式新颖、内容丰富,受到了群众一致好评。

五、应用成效

2020年10月13日,国家卫生健康委通报表扬吉林省典型案例"电子居民健康卡应用解决医疗服务堵点问题"。同时该案例被纳入图书《健康为民信息化技术发展实践 "互联网+医疗健康"示范服务优秀案例集》(人民卫生出版社,2020年)。2020年12月3日,第二届中国智慧健康医疗大会召开。"吉林省电子居民健康卡应用,解决医疗服务堵点问题""吉林省全民健康信息服务平台,依托信息化手段,积极抗击新冠疫情"和"智能导诊,开启线上就诊新纪元"三项参赛案例均入选优秀榜单,并在大会上受到中国卫生信息与健康医疗大数据学会的表彰。

截至2021年5月26日,全省电子居民健康卡共7 631 415人用卡,用卡人次达27 470 951。吉林省居民健康卡小程序为群众提供服务达32.3万人次,医生在线访问量达17 526人次,检验检查报告线上查询人数达155 815人次,累计访问次数超30万。

六、发展规划

下一步,吉林省居民健康卡将继续深化便民惠民服务理念,进一步完善服务功能,强化信息互通共享,加强部门协作,助力疫情防控常态化,不断拓展在卫生健康服务领域的深度应用。为群众提供更优质、更高效、更便利的服务,为加快"数字吉林、健康吉林"建设贡献力量。

甘肃电子健康卡探路前行

一、案例概要

甘肃省卫生健康委依托信息化技术,坚持新发展理念,创新卫生健康服务手段,按照高质量发展要求,把推动"互联网＋医疗健康"应用作为深化医改、改善医疗服务、方便群众就医的重要手段。依托甘肃省全民健康信息平台,建成省、市两级电子健康卡管理平台,实现居民电子健康卡省、市、县、乡、村五级医疗机构应用全覆盖,拓展电子健康卡便民惠民服务应用,为群众提供覆盖全生命周期的一体化健康服务。加快了推广居民电子健康卡的进程,保证了为全省居民提供全生命周期的卫生健康信息化服务全面落地。

2020年11月1日,《国务院办公厅关于对国务院第六次大督查发现的典型经验做法给予表扬的通报》(国办发〔2019〕48号)印发,对甘肃省运用电子健康卡探索打通就医"最后一公里"的典型经验做法给予了通报表扬。

二、服务对象与覆盖范围

甘肃省卫生健康委将电子健康卡创新应用纳入2019年重点工作任务在全省推动落实。2018年12月底,省级医院首发电子健康卡以来,省、市、县各级卫生健康行政部门严格按照工作要求和时间节点积极推进,各级医疗机构积极改造医院信息系统,完善用卡环境,对接启用电子健康卡,全省一盘棋开展电子健康卡的推广应用,努力提升群众就医服务的便捷性、体验感和获得感。

借助日益完善的甘肃省全民健康信息平台,加快实现健康档案、全员人口、电子病历、健康扶贫、卫生信息资源5大数据库互联互通,完成了免疫规划、基层医疗机构管理、妇幼保健管理等重要业务系统与省级平台的有效对接。依托乡、村两级医疗卫生机构统一使用全省基层医疗卫生机构管理信息系统的便利性,统一进行电子健康卡用卡环境改造。实现省、市、县、乡、村电子健康卡应用全覆盖。基于全民健康信息平台开发的预约挂号、疫苗接种、检验检查报告查询、电子病历查询、处方查询、生育登记、健康档案查询、家庭医生签约、门诊缴费、健康出行码等功能均已和电子健康卡实现融合应用。目前,全省 272 家二级(含)以上公立医院,1 825 所乡镇卫生院,16 493 所村卫生室实现电子健康卡应用全覆盖。全省累计发卡 3 143.53 万张,通过电子健康卡在线挂号 9 767.45 万次、检查 5 416.9 万次、开方 12 307.42 万次、取药 7 937.22 万次、诊断 9 991.7 万次,缴费 9 087.99 万次。

三、服务内容

甘肃省电子健康卡支持线上、线下两种发卡形式,用户可通过"健康甘肃"手机 app、微信公众号或医院自助终端机等多种渠道申领电子健康卡。对于不方便使用智能手机的群体,用户可在医疗机构导医服务窗口线下申领,也可由家人通过"健康甘肃"手机 app 代为申领,切实为群众提供便民惠民服务。

一是提供全流程的就医服务。居民通过电子健康卡即可享受在甘肃省各级医疗机构的预约挂号、就诊缴费、免疫接种、生育登记、检验检查报告及电子病历查询等全流程服务,实现看病就诊一卡(码)通用。同时,医生也可通过电子健康卡调阅患者既往病史、检验检查报告和用药情况,避免患者重复检查,减少了排队时间、改善了就医体验、降低了就医成本。

二是提供动态的健康管理服务。在方便就医的同时,以电子健康卡为身份认证服务入口,关联了电子病历和健康档案查询、家庭医生签约、家庭成员健康监测、儿童疫苗接种、生育登记等健康管理功能,患者可动态掌握本人和家庭成员的全生命周期健康信息,成为健康保健和自主管理健康的有效工具。

三是提供便捷的公共卫生服务。基于居民电子健康卡,可为居民提供基于互联网的公共卫生服务,如疫苗接种预约和提醒、家庭医生签约、慢性病管理、健康教育信息精准推送等服务,提升百姓对公共卫生服务的认知度,引导百姓方便快捷地到指定机构享受基本公共卫生服务。

四是提供精准预约挂号服务。电子健康卡可在省、市级医院开展分时段预约,提供智能导医分诊、候诊提醒等线上服务。患者可以通过"健康甘肃"app,甘肃省预约挂号网,"健康甘肃"门户网站、微信小程序等实现在线预约挂号。依托电子健康卡的统一身份认证能力,打通各医疗机构之间的信息壁垒,建设全省统一的预约挂号机制,用户只需要通过惠民应用即可完成在线预约省内所有已对接医疗机构的就诊号源。真正让用户足不出户即可享受便捷的医疗服务。用户通过"健康甘肃"等惠民应用申领的电子健康卡,可以在医疗机构之间,其他产品形态之间通用,无须患者另行在医疗机构建卡及领取实体就诊卡,真正做到信息化手段快速完成预约。预约诊疗时段精确到1小时以内,省级三甲医院预约诊疗时段已精确到30分钟以内。

五是统一支付服务。利用电子健康卡与统一支付平台进行对接,实现线下、线上医疗费用的统一支付服务。统一支付服务的使用可以分为线上使用和线下使用方式。线上使用"健康甘肃"实现通过电子健康卡查询到就诊费用信息,用户通过移动应用调用统一支付平台,让用户自主选择支付方式或通过扣款顺序实现扣款操作,完成费用支付,并展示支付详情。线下使用主要是利用电子健康卡获取就诊费用信息。患者在收费窗口、自主机上通过扫描电子健康卡二维码获取就诊费用订单信息,订单信息包含但不限于就诊科室、缴费类目、费用金额、费用详情等信息,用户授权后可直接通过统一支付平台设定的支付方式进行扣款,完成费用支付。

六是健康档案调阅服务。电子健康卡本身的性质就是一张身份识别系统,可以利用电子健康卡的身份识别能力完成身份认证,实现电子健康档案的调用。健康档案调阅有线下和线上应用场景,线下可以允许用户使用电子健康卡前往医疗机构,使用自助机、医生诊室等地点和设备,通过扫描自身的电子健康卡二维码,授权给医生和自助机查询本人的健康档案信息,医生也可以在就诊过程中,在有必要时,通过扫描患者的电子健康卡二维码调阅患者的健康档案信息,方便就诊和问诊。

七是处方查询服务。"健康甘肃"对接甘肃省全民健康信息平台,以电子健康卡为认证基础,查询本人在医疗机构开具的处方信息。

八是影像胶片查询服务。对接了电子影像胶片系统,患者可使用电子健康卡自助调阅查询电子胶片。自主查询方式可分为线上自助查询和医院自助设备上的自主查询两种方式。线上自助查询可通过"健康甘肃",传入电子健康卡信息到电子胶片系统中,由电子胶片系统返回结果,通过"健康甘肃"app进行展示,用户可在线查看。医院自助设备查询可通过自助机扫描电子健康卡二维码,查询电子胶片结果,并通过自主机进行打印操作。患者在就诊过程中可以授权医生通过扫描电子健康卡,调阅自身的电子胶片。

九是提供健康出行码和电子健康卡融合服务。电子健康卡为甘肃省的疫情防控工作做出了突出贡献。尤其是 2021 年 2 月份,甘肃省健康出行码上线发布后,快速与电子健康卡融合,实现了电子健康卡二维码与健康出行码的完美融合,患者只需一个健康码就可完成验码进医院和预约挂号、就诊、检查、检验、取药、结算、处方查阅、报告获取的闭环融合。在全面开展大规模全员核酸检测形势下,电子健康卡管理系统与大规模核酸检测系统实现了全线打通,核酸检测系统仅需要扫描用户出示的电子健康卡二维码即可快速完成被检测对象的信息录入,极大地提高了核酸检测的效率。

四、关键技术

为保障系统的正常运行,甘肃省电子健康卡平台建设采用统一招标的形式将电子健康卡管理信息系统部署下沉到各市州,由各市州分别建设市级电子健康卡管理信息系统并与省级电子健康卡管理信息系统互联互通,某一市级电子健康卡管理信息系统出现宕机或者网络故障,由省级电子健康卡管理信息系统接管该市级电子健康卡发卡及用卡业务,保证了区域内各医疗机构正常发放电子健康卡及患者正常就医的问题,电子健康卡平台的整体技术架构围绕异地多中心,通过分布式微服务架构和数据库采用集群化、物理解耦的架构设计,实现平台的高可靠、高可用、高性能等要求。

(一) 异地多中心 + 微服务

电子健康卡平台整体采取"省市一体化"建设,采用"1+15+1"部署模式,即 1 省级,15 市州异地部署,1 异地灾备模式为集群,分布式部署,节点故障可动态快速切换,保障平台的稳定运行。每个部署节点均采用微服务集群部署,使用 2 台高性能数据库服务器和 8~16 台微服务接口服务器进行部署,"1+15+1"部署使用服务器数量达到 110 台左右,具备高性能、高可用、高并发和良好的纵向拓展、横向深化能力。在技术路线上,采用微服务和云原生技术架构,将原单体应用按业务范围划分为多个模块,每个微服务运行在云原生 docker 中,相互不产生影响,完全自动化独立部署。具备微服务架构的有效降低不同系统依赖度、良好的横向可扩展性等特点,为后期功能动态灵活延伸和扩展奠定了良好的基础。在安全体系上,充分发挥电子健康卡信息安全优势,严格遵循国产商用密码相关法规和健康卡密钥管理相关规定,采用国家卫生健康委全国统一的国密密钥体系,数据的传输和存储均采用国产商用密码和安全二维码等国产自主可控技术。严格按照国家电子健康卡建设规范,将电子健康卡管理系统部署在省卫生健康委中心机房,通过电子政务外网与国家电子健康卡系统对接;在电子健康卡管理平台中建立授权认证中心,统一处理API权限认证,解决API控制和安全问题,配备了经过国家层面检测认证的密码机,确保发卡和用卡安全。数据传输采用多种国产商用密码进行混合加密。同时平台运行于甘肃省医疗卫生专网,与互联网无直接链路,确保数据传输安全性。平台率先建立居民健康标识主索引及全国通用的行业统一身份认证机制,以居民实名身份作为关键对比信息,保障并促进"就医"实名制。

(二) 数据库存储与运算

通过解耦核心和非核心业务的DB,基于开源数据库MySql多主模式集群化部署,保障电子健康卡申领、二维码申请等核心业务,实现高可用、高可靠、高性能的要求;基于开源大数据分析库Clickhouse分布式集群化部署,保障电子健康卡实时统计查询、领导驾驶舱分析、国家电子健康卡数据同步等分析型业务和数据交换业务脱离核心业务库,利用Clickhouse强大的数据分析能力和数据同步能力,保障电子健康卡外围业务的高可用性和数据交换业务物理解耦。

五、创新成果和下一步发展规划

电子健康卡是实体居民健康卡的虚拟版,也是在线上应用延伸服务形态的创新。医疗与公共卫生等信息融合后,患者无须再保存多张卡片,一张虚拟卡可以在全省各级医疗卫生机构、公共卫生机构通用。2019年,《国务院办公厅关于对国务院第六次大督查发现的典型经验做法给予表扬的通报》(国办发〔2019〕48号)和《甘肃省人民政府办公厅关于对兰州市政府、省卫生健康委予以表扬的通报》印发,对甘肃省卫生健康委电子健康卡推广应用典型做法给予了通报表扬。

目前,甘肃省居民电子健康卡支持线上、线下两种发卡形式。用户可通过"健康甘肃"手机app、省卫生健康委微信公众号或医院自助终端机等多种渠道申领个人电子健康卡二维码。后续,通过与相关企业合作,将以微信卡包的方式给用户提供更便捷的申领方式,进一步扩大全省电子健康卡的使用面。同时,下一步甘肃省卫生健康委也将积极与省医保局沟通协调,推进居民电子健康卡和医保电子凭证"总对总"的对接,加快推进医疗费用统一支付体系建设。同时查缺补漏,不断健全、完善基于居民电子健康卡的"互联网＋医疗健康"便民惠民服务体系和健康医疗大数据汇聚应用体系,为群众提供更加便捷的医疗健康服务。

陕西电子健康卡引领"数字健康"新生活

陕西省电子健康卡普及应用利用新技术、新手段打通居民与医疗机构之间、医疗机构与医疗机构之间、医疗机构与社会公共服务等相关部门之间的通信渠道，解决"一院一卡、互不通用"等痛点、难点问题，建立了基于电子健康卡的陕西省"居民电子健康账户"，为广大居民提供了线上诊疗、健康档案查询、疫苗接种、个人健康管理、孕产妇幼服务等多项便捷卫生健康服务。同时，实现诊间支付、在线商保结算等线上支付结算功能，极大地提升了全省居民就医体验感。截至 2022 年年底，全省共发放电子健康卡 3 000 余万张，覆盖全省 10 个地市，100 余家二级以上医疗机构，用码次数达 3 亿余次，服务人次达 2 800 万。

一、设计架构

基于电子健康卡打通就医服务场景应用、健康服务场景应用、疫情防控服务应用 3 个应用场景（图 8-1）。基于 3 个应用场景建设 N 个应用服务。以 1 个健康码为中心，建设 3 大应用场景，提供 N 个应用服务。3 大应用场景包括智慧医疗场景、卫生健康场景、疫情防控场景，其中智慧医疗场景提供预约挂号、商保报销、体检预约、医保电子凭证等应用服务，卫生健康场景提供健康档案、家庭医生、健康管理工具、健康科普等应用服务，疫情防控场景提供健康码色、新冠病毒疫苗接种、核酸检测、疫情动态信息、疫情工具等应用服务，实现了"一码通用、一码多用"的功能，极大地方便了广大居民的生活。

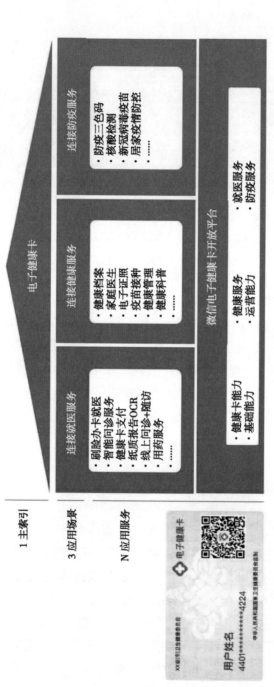

图 8-1 居民电子健康账户架构图

总体架构主要包括:①门户层。基于居民健康账户设计的触达用户渠道。②应用层。包括:就医服务场景应用、健康服务场景应用、疫情防控服务应用。③平台层。包括:电子健康卡信息管理平台、全民健康信息平台、疫情防控服务平台、微信电子健康卡开放平台。

二、主要内容

(一) 全省服务一码通行

进一步深化电子健康卡在现有医疗健康信息系统的索引连接作用,通过电子健康卡打通全省医疗信息系统就诊人体系,连接陕西省全民健康信息平台与居民健康档案,对接陕西省基层卫生信息系统、省级全员人口信息系统、准生证系统以及疾控系统,实现服务互通、数据互认,将各级各类公立医疗机构自建的就诊卡、基层医疗、妇幼保健、计划免疫等业务系统患者主索引及就诊卡管理系统统一接入电子健康卡,通过电子健康卡串联居民医疗健康大数据,实现服务一码通行、数据互认共享。

(二) 开展"互联网+"创新应用

建设并完善陕西省电子健康卡互联网应用门户,进一步通过卡包、服务号、小程序等创新应用载体为居民提供预约挂号、在线缴费、报告查询、核酸检测预约、互联网问诊服务、居民健康档案查询等"互联网+"便民惠民应用,实现以电子健康卡为核心的公共卫生建档及在线预约接种、报告查询、信息追溯等应用,强化公共卫生服务对群众的触达,减轻基层工作人员负担,将居民电子健康卡(码)颜色作为居民返岗、复工、出差、旅游的参考依据,为人员有序流动提供有效的健康信息,开展电子健康卡门诊全预约,助力新冠病毒感染疫情形式下的秩序就医。

(三) 家庭健康共同管理

通过电子健康卡结合大数据、人工智能、互联网信息化、区块链等新兴技术,联通全民健康信息平台,实现电子健康卡串联居民健康信息,让每位居民都拥有全生命周期的个人健康档案;通过与区域网格管理联通,开展以社区为基础的健康教育、健康管理工作,提高社区居民疾病早筛、传染病早报、重大疾病早发现,充分连接居民健康需求和基层卫生机构、医疗机构的健康服务供给,服务上从疾病诊治到健康管理,人群上囊括各个年龄层、覆盖全人群全生命周期,场景上覆盖医院、家庭等,打通区域医疗资源和个人健康数据,向居民提供体征自测记录、疾病风险评估、运动膳食管理、健康知识宣教等在线健康服务,以个人为维度、家庭为单位,实现健康管理"一人一策,家庭共管",强化居民健康管理意识,做到居民健康"心里有数",让百姓享有"一部手机管健康"的便捷体验。

(四)促进全民健康运动

建设以电子健康卡为核心的全民健康管理服务体系,基于"健康陕西人"行动开展深度合作,建设陕西健康服务应用生态,不断探索"电子健康卡＋健康服务"新模式、新业态,以此推动陕西省健康医疗产业由治疗型向预防型转型升级,健康管理、医疗服务、疾病防控、科技金融、中医药文化等融合创新,依靠健康医疗管理服务大数据的收集分析和开发应用,提高大健康服务的溢出效应,推进健康中国行动的加速实施。

(五)整合全民健康大数据

以电子健康卡为主索引,整合涵盖人的全生命周期健康医疗大数据,既包括个人健康,又涉及医药服务、疾病防控、健康保障和食品安全、养生保健等多方面,实现各级医疗机构信息共享。与此同时,打造智能化系统,提供区域协同服务等,也有助于提早做好疾病防控措施,以此防止流行性病毒的大面积传播,在疫情发生时及时处置和响应,控制传播源头,切断传播途径,科学防控疫情。

(六)打造可复制的健康管理新模式

以陕西省卫生健康委为主导,引入第三方企业参与建设和运营,打造政府主导、市场参与的健康管理开放生态,探索形成可复制推广的先进经验,逐步辐射至全国。

三、主要做法

(一)从全局和战略角度做好顶层设计

一是全局谋划。通过大量调研及借鉴相关省份经验,紧扣陕西实际,围绕"创新、协调、开放、共享"的发展理念,谋划陕西省卫生健康"互联网＋医疗健康"便民惠民项目,将全省卫生健康相关单位统一纳入、整体推进。**二是资源共享**。充分利用陕西省电子健康卡平台资源,汇聚相关业务系统信息数据,实现健康数据共享。**三是信息融合**。将区域人口、健康管理、公共卫生、疫情防控等相关信息进行融合应用,打破条块分割和信息壁垒,形成健康管理大数据中心,提供基于"健康陕西公众服务"小程序的统一入口,为广大群众提供更便捷、更精准的健康管理服务。

(二) 创新建设模式,坚持行政与市场作用相结合

充分发挥行业高新企业的能动性,创新建设模式,引进行业领先团队,支撑全省电子健康卡的普及应用工作。同时,各地通过市场化运作,积极联系金融机构筹集项目投资经费,按照科学的项目资金管理规范进行运作。各有关部门密切配合,由省卫生健康委规划信息处和信息中心牵头成立领导小组,负责具体推进执行。项目组扎实做好项目统筹管理工作,制订阶段明确、责任清晰的工作计划,形成纵横联动、科学有序、高效衔接的工作格局。

(三) 坚持以创新应用为抓手,丰富应用场景促使用

一是采用"互联网 + 医疗健康"创新思维,通过大数据、人工智能等新技术,创新便民服务应用建设。在医院应用方面,开启智慧健康医疗服务;在基层社区应用方面,用好家庭签约惠民新利器;在大数据应用方面,共享开放健康医疗大数据新应用;在健康金融惠民应用方面,探索"多码合一"的健康金融融合创新服务。

二是积极拓展创新应用服务。在健康服务方面,拓展包括门急诊诊前、诊中、诊后服务,住院服务、转诊服务、急救服务、生育服务、健康档案服务管理等在内的 **14 大类 37 个细项**;在健康保障方面,拓展包括贫困人口就医保障、救助资金发放管理、计划生育家庭特殊扶助、商业健康保险等在内的 **7 个大类 18 个细项**;在健康生活方面,拓展包括健康体检服务、健康教育服务、健康管理服务、疾病预防服务、金融健康服务等在内的 **10 个大类 36 个细项**。

(四) 打造基于陕西省电子健康卡的卫生健康行业"一码通"应用生态系统

通过电子健康卡的实名认证建立起全省卫生健康行业的唯一个人身份主索引体系,串联智慧医疗、卫生健康、疫情防控三大场景几十种应用,实现个人

健康数据的互联互通,从城市到乡村的卫生健康应用服务全覆盖;在数据安全方面,通过人脸识别、第三方支付认证方案,确保必须由本人授权才能查看,保障居民隐私数据安全。通过电子健康卡项目建设,真正意义上打造出全省卫生健康行业的"一码通"生态体系,让三秦老百姓享受到信息技术发展带来的红利。

四、主要创新内容展示

(一)三色健康码服务

陕西省居民健康账户连通了陕西省防疫平台,基于电子健康卡二维码实时展示居民三色健康码状态,为患者在医院入院场景提供出行防疫登记服务。

患者主动展示电子健康卡三色码,或由医护人员通过管理端扫描患者二维码记录居民出行状况,完成后进入医院。入院后,可直接使用电子健康卡二维码就医,无须切换二维码,实现防疫入院、扫码就医一码通行。

(二)新冠病毒疫苗接种服务

健康陕西健康账户平台联通了新冠病毒疫苗接种服务,基于电子健康卡实现了接种预约服务、接种信息登记服务、接种记录查询服务、接种码皮肤服务等,助力疫情防控和新冠病毒疫苗接种,为居民提供了极大的便利。

(1)接种预约服务:基于电子健康卡,提供了新冠病毒疫苗接种预约服务,区分接种剂次、疫苗类型、疫苗厂家等类型,避免人群聚集,方便居民接种。

(2)接种信息登记服务:利用国家卫生健康委电子健康卡实名登记,助力快速完成接种,大幅提升接种效率。居民提前完成电子健康卡申领,线下接种出示健康卡二维码,仅需十秒左右即可完成信息登记,大幅提高信息录入效率,确保信息的准确性与真实性,减轻了医生工作量。截至2021年11月,累计有近2 000万人使用了接种信息登记服务。

(3)接种记录查询服务:基于电子健康卡,为居民提供新冠病毒疫苗接种记录查询,以及基于接种记录的接种码皮肤服务。

为了助力疫苗接种,抗击新冠病毒感染疫情,策划了陕西接种新冠病毒疫苗后电子健康卡"兵马俑"皮肤功能,并打造陕西电子健康卡上线兵马俑皮肤,选用的俑坑中级别最高的将军俑作为创作元素,得到了居民的一致好评,凸显社会价值,引发超 2.12 万网友正向热议,新冠病毒疫苗接种和防疫意愿高涨。

传播力大,吸引媒体高度关注,其中人民日报官微主动参与,引发全国上百媒体号、政务号跟进,整体事件被人民网舆情数据中心收录为全网热点舆情案例。2021 年 6 月 3 日至 6 月 6 日,社交媒体话题累计收获超 3 亿阅读量,短视频播放量超过 500 万,登录多个社交平台热榜。全平台新闻传播 3 558 篇次,其中媒体报道 1 345 篇次,微信平台 209 篇次。

(三)核酸检测服务

提供了 24 小时核酸检测机构查询服务,以地图形式呈现。地图提供电话咨询和一键导航服务。包括陕西省 200 余家医疗机构,方便广大群众。

(四)商业健康保险结算

基于电子健康卡,陕西省部分医院开通了商保"一站式"结算服务,一键申请,快速理赔,看完病就可完成医保、商保的"一站式"结算,看病少花钱,报销少等待。

五、工作展望

陕西省将拓展全省卫生健康服务便民电子健康卡建设范围,基于健康码深化应用,以电子健康卡为主索引,推进各类健康数据汇集,推动健康业务数据共享应用,利用"互联网 + 医疗健康"手段,打造了"1+3+N"的创新应用服务体系,以 1 个健康码为中心,建设 3 大应用场景,提供 N 个应用服务。真正实现了"一码通用、一码多用"的功能,并通过各类媒体进行宣传推广,提高城乡居民领码、用码的知识普及率,在方便城乡居民的同时,进一步减少相关行业工作人员的工作数量,简化工作流程,提高服务质量。

以电子健康卡为载体 助推巴蜀便民惠民

居民健康卡作为卫生健康部门面向城乡居民设计发放的全国统一标准就诊服务卡,可实现居民全程健康管理,提升居民健康的统一服务水平。电子健康卡是"互联网+"新形势下居民健康卡线上应用延伸与服务形态创新。根据国家卫生健康委统一部署,推广普及电子健康卡有利于破解城乡居民看病就医"多卡互不通用"的堵点问题,以电子健康卡为纽带,加快基本医疗、公共卫生等融合应用,方便跨机构、跨区域查询就诊记录、检验报告、健康档案等,实现跨机构跨地域健康服务"一卡通",助力解决各地医疗机构"一院一卡、重复发卡、互不通用"问题。疫情期间,为进一步落实新冠疫情防控措施,实现疫情精准防控,确保就医安全有序,推动"互联网+医疗健康"稳步前进,重庆市加快推进电子健康卡的普及应用,成效显著。

一、完成用卡环境改造,打通就医场景

目前,重庆市 40 个区县和 20 家委属单位共计 1 141 家医疗机构初步完成电子健康卡受理环境改造工作,累计发卡突破 1 449 万张,用卡 4.6 亿次,每日新增发卡 1.5 万~2 万张,每日用卡次数 30 万~50 万次,实现就医一码通行。其中三级医院完成率 100%,二级医院完成率 100%,基层医疗机构完成率 100%。居民通过电子健康卡实现了挂号、就诊、查询就诊记录等全流程健康服务。

二、开放互联网端服务,拓展发卡渠道

一是通过市政府公共服务门户"渝快办"发放电子健康卡;二是与第三方

公司展开电子健康卡应用合作;三是完成重庆大学、陆军军医大学、重庆医科大学等附属医院和区县二、三级医院共计 128 家微信公众号对接,实现人脸识别认证、一键领卡等功能,让群众更加方便领取电子健康卡,减少跨院就医环节中重复领卡问题,提升群众幸福感和获得感。

三、强化便民服务能力,提升用户体验

(一) 上线电子健康卡三色码,助力疫情防控

疫情期间,基于国家卫生健康委新冠病毒感染数据服务接口,生成电子健康卡三色码,用红、黄、绿三色提示新冠病毒感染健康状态,同时为 750 余家基层医疗机构提供线上来院信息登记功能,减少人群聚集可能发生的交叉感染,将医院感染防控关口前移,助力医院恢复正常的就医秩序。

(二) 推进实名制就医,实现跨院间一键建档

重庆市电子健康卡对接了国家人口基础信息库、重庆市家庭人口信息库、重庆市出生医学证明系统、互联网科技公司的实名认证系统,实现实名制申领电子健康卡,并为医院提供二要素认证、OCR 认证及人脸识别能力。居民在线上任意一家医院申领电子健康卡后,在其他医院就医时,只需一键在线领卡,便可挂号、缴费、查报告。

(三) 完善个人健康信息查询系统,查询工作稳步推进

一是丰富个人健康信息查询内容。通过电子健康卡查询居民全生命周期的健康档案和电子病历数据,为居民提供手机端和医生工作站的健康查询服务。居民可以通过电子健康卡查询个人健康档案、门(急)诊处方等部分信息;二是提高个人信息查询安全性。引入强实名认证查全部信息,弱实名认证查基本信息,以及查询内容由患者授权的机制,提高了数据的安全性;三是开展查询系统数据分级分类工作。按照本人、授权他人、主管医生、其他医生四个不同主体,开放不同权限,查询内容包括建档信息、公共卫生服务信息、医疗服务信息等。

(四) 依托电子健康卡,助力出入境便利化应用

重庆市卫生健康委根据《重庆市推动出入境证件便利化应用实施方案》

要求,结合全市正在开展的电子健康卡普及应用方案,实现出入境证件可用于二级以上医院网上预约诊疗服务。自 2019 年 10 月上线以来,全市共计有 1 770 名港澳台人士享受到网上预约挂号服务。

(五) 推广国家基本公共卫生服务,开展避孕药具线上申领服务

免费提供避孕药具已列入国家基本公共卫生服务项目,这项服务通过免费为广大育龄群众提供安全、有效、适宜的避孕药具,减少非意愿妊娠发生,防止艾滋病等性病传播,切实保障育龄妇女生殖健康水平。结合疫情防范,减少出行及人群接触,为满足育龄人群科学避孕的需求,同时也为了满足人们保护隐私的需要,电子健康卡与重庆市药具中心共同推进"互联网 + 避孕药具申领服务",倡导"网上下单,配送到家"的新方式,实现足不出户就能获取避孕药具。

(六) 信息服务惠民,线上预约病案到家

对医院来说复印病历面临着窗口接待量大、登记和复印证件等工作量大、复印病案时间长导致患者误解、病案复印统计量大,易出错误、新冠病毒感染疫情期间不断与患者接触易感染等问题,而用户手续多、排长队、等候久,对于许多上班族或异地就医的患者十分不便。为改善病案复印的内部工作环境和外部接待环境,创建和谐的医患关系和良好的服务氛围,变被动服务为主动服务,提高病案复印工作质量,才能更好地为患者服务,让病案信息全面地为社会服务,电子健康卡拓展了线上病案复印服务,实现了纸质病案在互联网的流转,不仅为患者节约了时间,让异地患者免于往返奔波之苦,更减少了窗口排队人数,减轻窗口工作压力,同时将病案集中审核、集中复印、集中邮寄,提高了工作效率,让老百姓享受到信息惠民的服务。

下一步,重庆市将拓展电子健康卡的线上及线下应用,加大对接医疗服务和公共卫生服务,为公众提供覆盖全生命周期的预防、治疗、康复和健康一体化电子健康管理服务。

数字赋能健康厦门一"码"通行

一、概要

为加快推进全国"互联网＋医疗健康"应用发展,政府相关部门陆续印发《关于加快推进电子健康卡普及应用工作的意见》(国卫办规划发〔2018〕34号)、《关于全面推进电子健康卡"多码融合"应用的通知》(闽卫规划〔2019〕93号)、《关于全面推广应用医保电子凭证的通知》(医保办发〔2020〕10号)等政策文件。为响应政策要求,厦门市卫生健康委员会积极推动全面实现实名制就医和医疗健康服务"一码通",鼓励以电子健康卡作为"互联网＋医疗健康"服务和"三医联动"的入口,推动电子健康卡的推广建设。

作为国家电子健康卡创新应用试点单位,厦门市卫生健康委员会以信息化推进智慧医疗为目标,通过完善线上、线下一体化的身份认证服务,消除"一院一卡、互不通用"的堵点问题,"激活"了居民健康档案的使用,实现区域医疗协同服务。同时,以创新为驱动力优化就医流程,整合线上、线下资源,拓展健康码应用场景,使群众就医"少跑路""不跑路""就近跑"。截至2022年1月,已经累计发卡1201万张,按实体卡每张10元成本累计节约发卡成本一千余万元,目前已完成全市24家医院和39家社区卫生服务中心的应用建设,并完成电子健康卡在医院全流程就诊、医保商保移动结算、个人健康档案共享开放、移动家庭签约、智慧抗疫等场景的丰富应用。

二、主要内容

(一) 创新亮点

通过建设电子健康卡,实现线上、线下一体化的身份认证服务,促进医疗服务流程优化,保障线上应用安全,降低发卡用卡成本,有助于患者获得优质就医服务和全程健康管理体验。同时,通过电子健康卡跨域主索引标识和授权安全机制,可以有效汇聚形成居民全生命周期电子健康档案,促进跨部门、跨机构、跨区域的数据资源整合,实现医疗卫生机构间信息共享、服务协同,为居民提供更广泛、更便捷、更人性化的健康服务。

同时,厦门市基于电子健康卡能快速实现多种抗疫应用的开发,充分利用以电子健康卡为主索引打造的掌上医疗健康服务生态圈,将电子健康卡关联应用渗透到疫情暴发阶段和常态化疫情防控阶段,例如疫苗接种、健康码、全员核酸检测预登记码、流调,保障信息采集高效及准确性,同时减少交叉传染,充分发挥信息化助力抗疫,有效保障市民的生命健康,有针对性地开展各项医疗健康服务,实现了疫情防控精准服务、精细管理、精密智控。

(二) 重点任务

1. 聚焦"一院一卡、互不通用",就诊信息共享难的堵点

患者在医院就诊,由于就诊信息无法共享,使得医生无法全面了解患者既往信息,造成重复检查和重复开药,降低了医疗资源的使用效率,也加重了患者的负担。

2. 打破"三长一短",就医体验差的问题

医疗卫生资源配置的不均衡,使居民不论大病还是小病都要到大型医疗机构就诊,直接导致大型医疗机构人满为患,造成居民看病挂号时间长、缴费时间长、取药时间长而实际就诊时间短的"三长一短"现象,耗费患者大量的时间,也增加了医院财务对账的困难性。

3. 破除"信息孤岛"、缓解"就医难手续繁"难题

跨部门信息互通难,各政府部门、各区域由于信息化建设时间不同、建设程度不一,且早期的建设缺乏全区域整体规划,造成信息"烟囱"林立,跨部

门、跨区域涉及公共服务事项的信息互通共享难,百姓办事到处跑(图 10-1)。

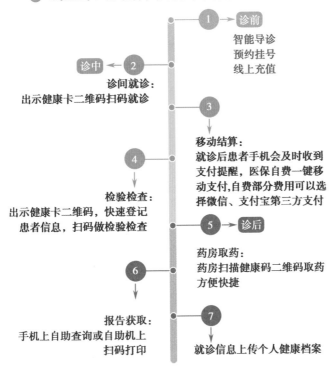

线上线下相结合,实现对原有就医流程的优化

① → 诊前
智能导诊
预约挂号
线上充值

诊中 ← ②
诊间就诊:
出示健康卡二维码扫码就诊

③
移动结算:
就诊后患者手机会及时收到支付提醒,医保自费一键移动支付,自费部分费用可以选择微信、支付宝第三方支付

④
检验检查:
出示健康卡二维码,快速登记患者信息,扫码做检验检查

⑤ → 诊后
药房取药:
药房扫描健康码二维码取药方便快捷

⑥
报告获取:
手机上自助查询或自助机上扫码打印

⑦
就诊信息上传个人健康档案

优化就医流程

缩短就诊时间　　　　提升患者满意度　　　　提升医生工作效率

电子健康卡应用场景

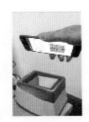 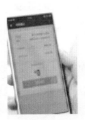 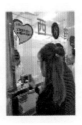 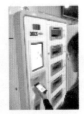

1. 扫码问诊　　2. 自助缴费　　3. 扫码取药　　4. 打印报告

图 10-1　就医全流程优化

4. 开创"一对多"工作模式,解决家庭医生服务效率低问题

随着家庭医生工作的推进,每个家庭医生团队服务多至上千个签约居民,如何及时地了解各个签约居民的身体状况、管理好签约居民的健康、为居民提供健康咨询、健康教育等工作给家庭医生提出了很高的要求。

5. 助力"疫情防控一盘棋",突破找人管人难问题

厦门经历两轮疫情实战发现防疫的核心问题是找人难、管人难、决策难。全员核酸时人员底数不清,且市民进行核酸检测时聚集排队,等候时间长,还容易发生信息录入人员与被采样人员的交叉感染风险,使疫情防控工作更加艰难。

三、关键技术

(一) 统一身份认证,建设基于电子健康卡的医疗健康人口库数据

为推进精准化服务、精细化管理以及强化资源整合,统一身份认证一直都是各行业想解决、难解决的问题,又是必须花大力气解决的关键性基础工作。电子健康卡是以身份证件类型和证件号码为基础,通过结合国家标准二维码技术和国密算法应用,建立居民健康身份统一认证服务体系,以此来整合取代医疗卫生领域各类就诊卡,成为全国性的跨机构跨地域便捷就医和互联网医疗健康服务的统一身份标识。通过电子健康卡这个关键基础设施,采用数据挖掘领域大数据分析方法与Kettle(PDI)编写ETL算法处理数据,推进人口数据库的建设与完善,通过对人口库中核心人口数据进行梳理,并结合人口相关指标,按需对相关数据进行分析处理,以可视化的方式直观地展现出来,为决策提供技术支持,助力智慧抗疫。

(二) 跨平台身份识别协同技术,终结多卡扰民

采用了跨平台身份识别协同技术,实现患者在手机上自行注册电子健康卡,即可享受儿科智能导诊、统一挂号预约、就诊支付、中药体质识别等各类便捷的"互联网+"医疗服务,还创新地加入了社保、医保身份实名、本地化的实名体系接入以及人脸实名核验技术,从身份识别安全角度来考虑,采用了多重身份认证技术,可提供单重名字、双重实名、多重实名、混合实名认证的机制,为推动实名制就诊进程和医疗便民惠民服务打下基础。同时电子健康卡系统

对互联网上所有接入公共服务的多卡统一赋权,百姓无论从哪个互联网服务入口,均无须重复注册、绑卡就能使用电子健康卡在不同公众号、app 进行城市生活应用、社保费用结算、医疗健康等方面的服务。

(三)基于国密算法,加强隐私保障和安全

电子健康卡数据安全首先在传输上结合了国密安全算法应用,有效避免用户信息泄露,保障用户信息不被篡改,其敏感数据须经用户授权后方可开放访问调取,并对使用的第三方应用提供访问授权控制。其次,电子健康卡还结合了动态二维码和时间戳技术。基于这两种技术,既解决了时效性问题,又避免了实体卡遗失被盗刷的风险,大大提高了电子健康卡的安全性。另外,用户用卡过程通过电子健康卡用卡监测系统实时记录,在留痕的同时开放给用户在移动终端上查询,真正做到了用卡全流程跟踪服务。

(四)采用"多码融合"技术,提升患者就医满意度

多码融合系统按照主索引生成方案生成主索引 ID,与统一身份认证中认证信息匹配,融合管理系统对接电子健康卡、医保电子凭证、金融支付码等系统完成多码融合。依托电子健康卡的多码促进各医疗机构优化就医流程,提升群众就医体验,推行诊前、诊中、诊后全流程线上线下一体化服务,将门诊的诊前、诊中、诊后部分扩展到线上,只保留必要的就诊、检查等 4 个环节在线下,门诊就诊环节从线下的 11 个精减为 4 个,等候时间缩短了 2/3,以全链条、全方位的"智慧"医疗服务,极大减少患者候诊时间,患者满意度显著提高,医疗工作质量和效率也得到提升,让信息多跑路,群众少跑腿,切实提高老百姓的满意度。

四、创新成果

(一)推进实名制就医,促进电子健康档案精准汇聚和共享,减少重复检查,降低就医成本

通过电子健康卡线上、线下一体化的身份认证服务,推进实名制就医,实现个人精准信息的准确采集,提升居民电子健康档案的完整性。利用电子健

康档案进行治疗用药提醒、检验检查结果共享,让不同医院的医生可以从信息系统调阅患者在其他医院的历史报告,减少患者重复检查、检验和用药,实现医疗卫生机构间信息共享、服务协同。

（二）简化结算路径,推进电子支付,减少患者结算排队等候时间,促进就医体验

目前,电子健康卡已衔接财政、医保、商保、商业银行及第三方支付,简化和降低了多种支付渠道带来的财务管理复杂度和管理成本。这一举措一方面帮助患者便捷完成国家基本公共卫生服务、基本医疗保险、商业健康险、居民自付部分等费用的在线核报和便捷理赔;另一方面,精准的个人信息为三医联动提供较为有效的监管机制,减少骗保行为,促进社会信用体系的健全发展。

（三）丰富各类互联网移动公众平台建设,通过电子健康卡打通各类移动惠民应用

厦门市卫生健康委员会通过打造"美丽厦门智慧健康"微信公众号,微信粉丝已超 411 万。实现患者在手机上自行注册电子健康卡,即可享受儿科智能导诊、统一挂号预约、就诊支付、中药体质识别等各类便捷的"互联网+"医疗服务。同时电子健康卡系统对互联网上所有接入公共服务的多卡统一赋权,百姓无论从哪个互联网服务入口,均无须重复注册,绑卡就能使用电子健康卡在不同公众号、app 进行城市生活应用、社保费用结算、医疗健康等方面的服务。2021 年,通过平台预约 598 万人 / 次,查阅检查检验结果 2 883万人 / 次。

（四）提升家庭签约快捷性,创新家庭医生签约服务内容,促进区域医联体一体化协作,推进分级诊疗

电子健康卡的应用有效提升了居民在签约服务中的感受。居民可以通过电子健康卡进行线上家庭医生签约,避免了以往一定要到基层机构现场签约的麻烦。通过电子健康卡还实现了快捷的线上续方、药品物流配送服务,患者足不出户就可以享受送药到家的便捷体验,既免除了去大医院排队的辛苦,又节省了门诊费用。同时电子健康卡与智能体征设备关联后,慢性病患者居家的体征数据可以实时上传到健康档案,家庭医生可及时对居民健康数据进行

评估并采取干预措施,及时进行健康指导。2021 年度全市共完成签约 804 534 人,已签约高血压患者 178 841 人,签约糖尿病患者 73 869 人。65 岁以上老年人签约 167 248 人,完成咨询量 49 216,健康教育 1 916 376 条,代预约 17 926 人次,签约居民对签约服务的满意度高达 99.7 分。

五、特色应用

(一)助力健康监测

厦门市结合电子健康卡建立基于全程智能健康档案的预警监测体系,实现对个人健康档案数据和健康监测数据的管理,形成完整的以居民为主索引的个人智能健康档案画像(图 10-2)。通过对重点疾病的监测以及建立传染病预警体系,对新冠病毒感染、呼吸道疾病等基于基础诊断、传染病诊断、症状归一的大数据算法技术构建主要健康画像,为医生就诊过程提供智能的分析与测算结果,实现早预警、早监测。全市医疗机构的医生均可以通过医院信息系统(hospital information system,HIS)门诊住院工作站获取全面的个人健康信息。

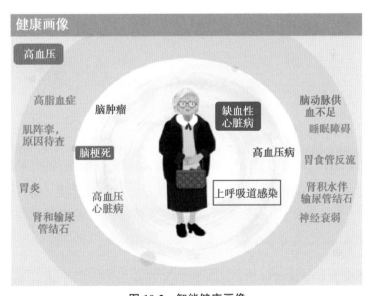

图 10-2　智能健康画像

(二) 开展精准流调溯源

厦门经过实战发现疫情防控的核心问题是找人难、管人难、决策难,为解决这三大难题,从公共卫生角度在电子健康卡中加入人口属性、家庭属性、社区属性数据,包含工作单位、教育等信息,把电子健康卡的使用范围从医院就诊人群扩展到全人群。通过建设基于电子健康卡的医疗健康人口库数据,建立区域级人口身份主索引平台,应用在流行病学调查、公共卫生预警监测等领域,对疫情有关人员数进行分析处理,实现精准定位和跟踪,快速获取有效信息,助力精准流调溯源(图 10-3)。

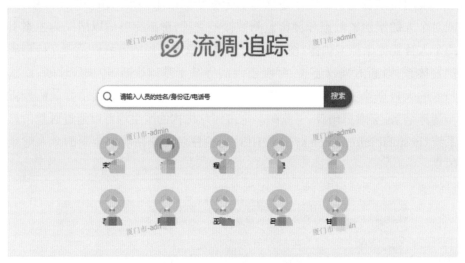

图 10-3 溯源流调"一键搜"

基于三维 GIS 地图,接入实时疫情防控数据,实时监测、分析新冠疫情三间分布特点,并通过多源异构大数据分析疫情时空扩散态势,展示重点人群流动时空动态趋势、聚集趋势交互分析,避免人群流向疫情点,防控聚集性疫情暴发;同时结合基因测序结果分析传播代际关系,为厦门划定封控区、管控区提供数据决策支撑,实现疫情防控三维作战地图。

(三) 开展线上诊疗服务

电子健康卡有效破解"一院一卡、互不通用"的堵点问题,作为"就医凭证",已经替代就诊卡在就医全流程使用,包括智能导诊、预约挂号、扫码签到、诊前信息收集、在线支付、检查检验报告查询、购药服务等就医全流程。对接建设千名医生"在线问诊系统",由此降低了线下求诊不当造成交叉感染的风险,方便市民进行症状自查。同时,系统可为慢性病居民提供在线复诊服务,实现从线上诊疗到长处方续方、处方流转(流转至药店/药房系统)、网上购药、配送到家的互联网医疗新模式。在疫情期间为减少线下接触,降低交叉感染风险,居民可应用电子健康卡进行线上诊疗服务,通过"非接触式"的就医方式,最大程度减少院内感染概率,保证患者安全就医。

(四)服务疫苗接种、核酸结果查询

新冠病毒感染疫情发生后,为实现对市民的精准管理,依据国家健康卡的建设理念,厦门市通过给每位居民建立一张"健康通行码"来实现广大市民群众的健康监测服务。随着全市新冠病毒疫苗大规模接种工作启动,为保障新冠病毒疫苗集中接种工作有序开展,避免人群聚集,依托厦门市电子健康卡的强大功能,实现了零接触、实名制建立接种个人档案,累计核酸检测建档人数达 5 743 194 份,减少接种人员工作量,提高接种工作效率。并且在今年厦门市全员核酸检测中,市民在采样点出示基于电子健康卡形成的预登记码,工作人员通过扫码就可完成采样流程,从而大大缩短一线工作人员核酸采样信息登记时间,大幅度提升核酸检测环节效率,实现全场景覆盖、无死角检测,助力标本采集速度从 60 人/h 提升至 120 人/h,避免人员聚集发生感染的,同时使全员核酸检测工作更加方便、快捷及提高信息准确性。

(五)支撑疫情便民信息查询

为配合做好疫情防控工作,厦门市卫生健康委借助"美丽厦门"微信平台,依托电子健康卡搭建疫情服务平台,开展疫情防控便民应用,提供查询新冠肺炎居民健康情况、地区风险等级、入境同乘自查、新冠病毒感染科普、心理援助热线等功能,方便群众足不出户了解疫情最新动态,学习疫情防控相关科普知识。

六、工作经验

(一)围绕一目标,做好顶层设计

严格按照《关于深入推进"互联网+医疗健康""五个一"服务行动的通知》(国卫规划发〔2020〕22号)、《关于加快推进电子健康卡普及应用工作的

意见》(国卫办规划发〔2018〕34号)文件精神,结合厦门市实际情况,制定了《厦门市电子健康卡工作实施方案》,提出了"多码融合"的总体目标,即建设覆盖市县镇村四级医疗卫生机构的宽带网络;建设居民电子健康档案数据库、电子病历库、全员人口信息库三大数据库;统筹建设公共卫生、计划生育、医疗服务、医疗保障、药品管理、综合管理六大业务应用系统;建设以电子健康卡为依托的居民健康卡一卡通系统,确保数据资源共享,实现互联互通。为全市互联网医疗和一卡通建设描绘了一张思路清晰、可操作、易实施的工作蓝图。

(二)联好一张网,搭建基础平台

采用云计算技术,建成包含市、县(区)平台功能的厦门市医疗云平台,构建数据采集交换、数据共享、数据资产管理、大数据分析为一体的区域医疗健康数据治理体系,并在整合基本医疗和公共卫生数据的基础上,拓展多终端和可穿戴设备的接入和数据整合,实现与区域内相关部门和行业的数据共享,提供集成的、统一的、安全的、完整的、快捷的数据挖掘、数据增值服务。目前,健康医疗云平台、市民健康信息系统等基础平台的搭建、卫生决策分析、双向转诊和智慧医疗专网建设已经完成,所有市区按照建设方案要求,已经将区域医疗信息化平台部署到医疗云平台,完成设备集成安装和基层信息系统软件部署,为电子健康卡的推行奠定了基础。

(三)改造一接口,实现数据共享

厦门市按照电子健康卡相关规范和要求,制定了各级医疗机构接入市级医疗云平台的接口规范,通过接口改造实现了数据互联互通,业务数据共享,为医生全面掌握和了解患者过去就医及其健康状况和临床决策提供支撑,同时实现全市各级医疗卫生服务机构、卫生行政管理机构、公共卫生机构等单位的安全互联互通和信息共享。目前,厦门市已经完成18家医院和39家社区卫生服务中心电子健康卡的项目建设。

(四)支撑一盘棋,服务疫情防控

对接厦门市新冠病毒感染监测溯源系统,将疫情的摸排、就诊、上报、分析、应用进行一体化信息融合,构建新冠病毒感染知识库,公众使用自诊问答时,使用短文本相似度技术,匹配问题的语义分析结果,对应给出感染风险和应对建议,并能在用户在线使用过程中实时更新,快速实现用户需求的及时响应。同时,通过确诊病例的共通节点,实现同乘、同住、同社区等密接人群发现模式,缩短数据采集周期,快速响应防疫数据需求。

(五) 发挥组织引领作用,积极推广电子健康卡

厦门市充分利用医院、社区、微信等线上、线下信息渠道,引导群众及时了解和使用电子健康卡。引导居民和机关、企事业单位、医院、学校、工厂等人员集中场所,使用居民电子健康卡辅助复工复产复学,通过电子健康卡享受更多便民惠民应用。集中组织六个批次、约300余名志愿者以及组织百余场使用操作培训,为老百姓看病就医、日常生活提供便利,提高疫情防控、复工复产等科学精准管理水平。

电子健康卡构建数字健康连云港

一、概要

为深入贯彻落实习近平总书记关于推进"互联网＋医疗"等,让百姓少跑腿,数据多跑路,不断提升公共服务均等化、普惠化、便捷化水平的指示要求,推动《国务院办公厅关于促进"互联网＋医疗健康"发展的意见》(国办发〔2018〕26号)、《关于深入开展"互联网＋医疗健康"便民惠民活动的通知》(国卫规划发〔2018〕22号)、《关于深入推进"互联网＋医疗健康""五个一"服务行动的通知》(国卫规划发〔2020〕22号)落地见效,不断满足人民群众对美好健康生活的需求。江苏省连云港市卫生健康委面向本地区居民,以电子健康卡首发式为契机,以电子健康卡为支撑,以"健康连云港服务号"微信公众号和小程序为载体,通过运用互联网、云计算、大数据等先进的信息技术手段,创新推出具有连云港特色的市、县、乡一体化"区域互联网＋医疗健康"便民服务平台。通过打造统一的区域便民服务平台,充分拓展了电子健康卡线上、线下应用,构建线上、线下一体化医疗服务模式,提高服务质量和效率,提升患者就医体验,同时实现了与各级医疗机构之间的信息共享和业务协同,加强了各类医疗健康服务资源的有效聚合和高效利用,为地区居民提供更加便捷、高效、优质的医疗健康线上服务。

平台基本功能于2017年12月上线,2020年2月全新升级,实现了全市所有公立医院电子健康卡申领、在线预约/实时挂号,门诊/住院缴费(包含医保＋自费)、实时检查检验报告查询、健康档案管理、家庭医生在线签约、候诊排队查询、核酸报告查询、电子票据查询、智能导医、院内导航、无偿献血预约、在线生育登记、"120"急救、停诊推送、消息中心等功能,创新性地结合电子健康卡全流程扫码就医和医保脱卡线上结算缴费,真正做到线下就医全流程"零接触""零排队";同时采用医院 HIS 直连方式,实时获取共享医院的号源、报告、缴费等数据,真正做到了数据"零延时""零误差",极大地提高了患者的就医体验。

平台全新升级刚好在疫情最为严重的时候,及时响应和落实江苏省卫生健康委印发的《关于在新冠肺炎疫情期间全面实行预约诊疗的通知》文件要求,充分发挥互联网诊疗服务优势,引导公众线上进行挂号、缴费和查询,减少院内人员聚集,合理安排就诊时间,更好地阻断疫情传播途径,保护居民健康。

二、服务对象与覆盖范围

服务对象:本地区居民及外地来连人员。

覆盖范围:全市所有公立医疗机构(14 家二级以上公立医院和 112 家乡镇卫生院和社区卫生服务中心)看病就医服务、居民自我健康管理。

三、关键技术

(一) 总体架构

以国家标准为指引,以资源聚合、渠道整合和服务创新为主线,依托连云港市政务云和统一专网,实现与辖区内各级医疗机构之间业务协同、信息共享、服务聚合,为市民提供院内、院外,线上、线下,覆盖诊前、诊中、诊后的全场景、多方位便捷就医服务,提高服务质量和效率,提升市民就医体验。系统总体架构如图 11-1 所示。

1. 统一医疗服务入口

居民可通过登录统一的服务平台来申请和使用各类服务,实现了居民统一登录、统一验证、统一管理,有效提升服务的便捷性和权威性。

2. 统一应用服务平台

主要功能包括:

(1)医疗服务:实现电子健康卡申领、预检分诊登记、预约挂号(含缴费)、门诊缴费、实时报告查询、历史报告查询、体检报告查询、排队查询、住院预交金缴纳、住院清单查询、院内导航、智能导医、"120"急救、核酸报告查询、停诊推送。

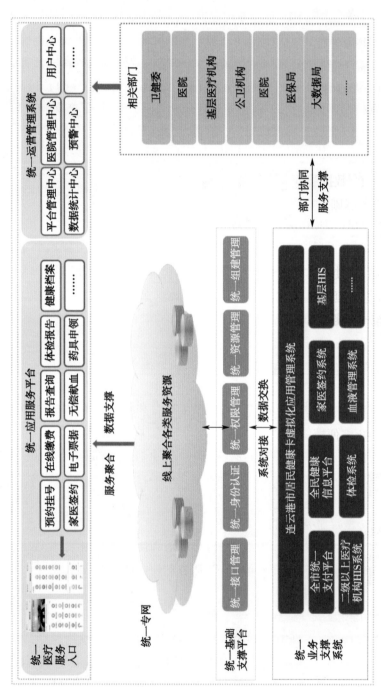

图 11-1 连云港市医疗健康便民服务平台总体架构

（2）便民服务：实现敬老模式、健康档案管理、家庭医生签约、免费药具申领、无偿献血预约、电子发票查询、在线生育登记、疫苗查询、疫苗接种点查询等。

（3）公共服务：新闻动态、使用帮助、意见反馈、医院通讯录、个人中心、消息中心、设置功能、记录查询、咨询问答。

3. 统一运营管理系统

管理后台——医院端：实现平台管理中心、信息维护中心、数据统计中心、预警监测。

管理后台——卫生健康委端：实现平台管理中心、医院管理中心、用户中心、配置中心、数据统计中心、权限中心、消息中心、预警监测。

4. 统一基础支撑平台

实现以接口管理、权限管理、资源管理、组建管理、单点登录及统一身份认证为核心的基础支撑平台功能建设，将基础支撑平台服务以模块化的方式进行拆解、组合，使之作为公共支撑服务能力，为聚合各类信息资源及对接各应用系统提供便捷性和稳定性。

5. 统一业务支撑系统

为更好地支撑便民平台建设需求，实现电子健康卡应用和管理、在线快速缴费和资金监管、医疗信息共享和查询等功能，统一建设了电子健康卡管理系统、支付平台和全民健康卡信息平台、基层 HIS、家庭医生签约系统等。通过与各业务支撑系统的对接和信息交互，更好地满足"智慧就医服务"应用场景建设，提供更多便捷、优质、精细的医疗健康服务（图 11-2）。

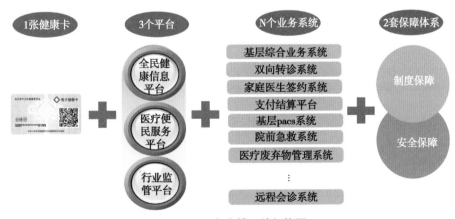

图 11-2 业务支撑系统架构图

(二) 关键技术

便民服务平台建设遵循集成化与模块原则,基于 Angular2 框架实现 Web 应用设计和模块化开发,通过对应用的分层设计将各模块进行解耦,并通过模块加载过程中对用户权限的校验提高应用安全性,采用 AOT 编译和本地缓存技术优化页面加载和响应速度,最终实现 Web 应用的高内聚、低耦合,响应速度快,用户体验好,应用安全高的效果。

同时,采用 Hadoop HDFS 分布式文件系统来应对非结构化数据存储,采用 HBase 系统来应对半结构化和结构化数据存储,采用 ETL 过程建立标准结构 Data Warehouse,从而使数据脱离业务系统,可自由组合,减少对业务系统性能影响;通过 ESB 总线数据中台技术,降低连接各异构应用系统工作量,降低相连接应用系统间耦合度,提升整个系统灵活性和面对变化的响应速度,将业务服务重新组合封装成标准行为,同时具备审计跟踪和管理功能。

通过以上技术架构,一方面集成院内各信息系统数据资源与接口服务;另一方面,将多入口应用与平台上配置的各类微服务,以模块化方式聚合,无须重复开发,构建全系统、全聚合的信息化服务平台,提高区域内各医疗机构对接便捷性和有效性,降低开发成本。通过数字化智慧健康平台的统一建设,达到平台一体化、线上化、智能化、数据化的目标,实现:①高稳定、高可用、高拓展性的基础支撑服务;②丰富且具有特色化应用服务;③数据化管理及辅助决策服务;④以居民健康为核心的全平台运维服务。

四、创新成果

(一) 模式创新

1. 实现卫生健康行业 "一码通" 服务

将电子健康卡作为统一授权凭证,充分发挥电子健康卡在支撑便民惠民服务、优化就医流程等方面的核心作用。通过申领电子健康卡,可以在全市各公立医疗机构全流程扫码就医和享受线上就医服务 (图 11-3)。

2. 实现医院线上 "一门式" 入口

构建全市医疗健康服务统一 "门户" 入口,居民无须下载不同医院客户端,一个服务平台支持全市所有公立医疗机构看病就医。

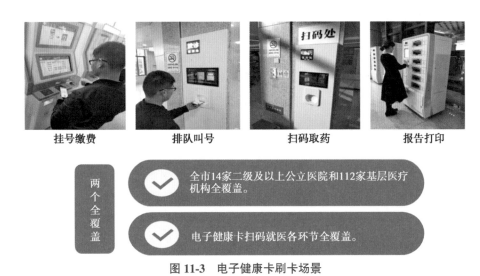

挂号缴费   排队叫号   扫码取药   报告打印

两个全覆盖

✓ 全市14家二级及以上公立医院和112家基层医疗机构全覆盖。

✓ 电子健康卡扫码就医各环节全覆盖。

图 11-3　电子健康卡刷卡场景

3. 实现线上就医"一站式"应用

提供电子健康卡申领、分时段预约/实时挂号、实时报告查询、门诊缴费、住院预交、候诊排队查询、电子票据、核酸检测查询、"120"急救等看病就医全流程服务。

4. 实现支付结算"一次性"办结

打通国家、省、市医保结算系统和委属 6 家医院信息管理系统,实现医保脱卡线上结算,居民无须再到窗口、自助机排队缴费,通过平台可以选择医保卡、微信、支付宝以及不同组合缴费。

5. 实现个人健康"一篮子"管理

实现了家庭医生在线签约,面向签约居民开放健康档案,同时强化"家庭健康管理"理念,居民可以查询和管理自己和家人的个人电子健康档案,包括历次就诊记录、处方记录、住院记录等,并提供免费药具申领、无偿献血预约、在线生育登记等多方位健康管理功能,引导居民进行自我健康管理。

6. 实现敬老模式"一键式"切换

推出适老化版本,该模式下,"银发一族"可一键式切换成敬老模式,提供常用功能大图标,大字体功能,对每个页面进行了重新调整和优化,方便老年人上手使用。

（二）流程创新

1."零接触""零排队"

平台充分融合电子健康卡全流程扫码就医和医保脱卡在线结算缴费,就医全程无须使用医保卡、纸质条形码等介质,挂号缴费无须到自助机、窗口排队,真正做到了线下就医全流程"零接触""零排队"。

2."零延时""零误差"

平台摒弃号源池、数据上传方式,采用医院 HIS 直连方式,由数据接口上传、被动抓取改为实时获取、主动抓取方式,实时获取共享医院的号源、报告、缴费等数据,真正做到了数据"零延时""零误差"。

五、应用效果

平台已通过集成化、模块化方式嵌入市政府统一政务 app("我的连云港""江苏政务服务"app),"健康连云港服务号"小程序和"健康连云港"支付宝小程序,用户可多入口享受到看病就医线上服务(图 11-4)。

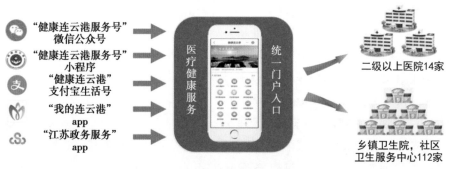

图 11-4 医疗健康服务统一门户入口

平台整体功能于 2020 年 2 月上线,截至 2021 年底,累计注册 81.34 万,患者通过平台就医平均缩短等待时间 30 分钟,进行预约挂号、报告查询、在线缴费、健康档案查询等人次达 451.4 万,上线至今已形成非常良好的应用效果,进一步简化了就医流程,极大地提高患者的就医体验,得到了使用患者的一致好评,同时为支持疫情精准防控、减少人员聚集起到了积极推进作用。平台荣获"2020 年中国智慧健康医疗创新应用实践优秀案例""2021 年数字医疗健康创新创优服务优秀案例",并荣获"连云港市 2021 数字转型优秀案例"社会民生领域第一名。

六、下一步发展规划

1. 扩大医保脱卡线上结算范围,从委属 6 家医院扩至全市所有公立医疗机构全覆盖。

2. 推进与医保部门共建平台,探索电子健康卡与医保电子凭证、电子社保卡多码融合应用。

3. 推进线上处方流转平台建设,对接医保结算平台及慢性病管理系统,尝试破解"因药就医"的难题。

平顶山电子健康卡助推便民惠民服务

一、概要

新冠病毒感染疫情发生以来,河南省平顶山市充分发挥大数据作用,依托电子健康卡构建区域疫情防控信息网络体系,夯实防控责任,提供技术支撑。疫情初始,对境外和国内中高风险地区返平人员、确诊病例、疑似病例、无症状感染者、密切接触者及前者同一小区、同一村庄居住人员相关信息进行依法依规收集,及时推送至县(市、区)和医疗机构进行追踪排查跟踪管理和就诊信息比对,及时报警或提醒处置。建设了新冠病毒感染大数据筛查系统,探索构建了以"健康鹰城官微"便民服务平台为统一入口,以居民健康卡、电子健康卡为主索引,以电子健康档案为信息支撑的"互联网＋医疗健康"服务模式,并不断完善提高,率先探索出了一条城乡居民、医疗机构、医务人员和政府多方共赢的有效途径。

二、服务对象与覆盖范围

市、县、乡、村四级医疗卫生机构,汽车站、火车站、高铁站、政府机关等。

三、服务内容

(一) 一码通融合服务

1. 实现行业内健康服务一码通

在全市范围内实现医疗卫生服务跨系统、跨机构服务一码通,取消就诊卡,破解传统医院"一院一卡、重复发卡、互不相通"的就医堵点问题,针对18周岁以下、59周岁以上人群发放居民健康卡实体卡,已累计发放居民健康卡567万张,申领电子健康卡186万人,基本覆盖全市常住居民。居民健康卡已累计使用3 200万人次,其中142万人次实现跨区域、跨医疗机构就诊,电子健康卡已累计使用1 000多万人次,群众就医流程进一步优化、诊间结算时间进一步缩短,公众满意度进一步提升。

2. 实现健康码"一码通行"

在全国范围内较早推广使用电子健康卡,平顶山市新型冠状病毒肺炎疫情防控指挥部印发《关于在全市疫情防控工作中推广使用电子健康卡的通知》,依托国家政务服务平台,通过电子健康卡"红、黄、绿"三种状态,对个人健康状况进行风险标识,自动判别个人健康状态,实现一码通行。

(二) 支撑"一体化"共享服务

1. 实现线上、线下融合服务

建设平顶山市便民服务平台"健康鹰城官微",居民通过手机即可查询既往健康体检信息和随访记录、医疗机构诊疗信息、献血记录、职业病体检记录等相关健康信息,目前便民服务平台累计关注用户35万人,累计访问1 000多万人次,日均访问量6万人次以上。

2. 实现区域信息互通共享和电子健康档案在线开放查询

依托市级区域全民健康信息平台,整合市、县、乡三级医疗机构诊疗数据、基层基本公共卫生数据,完善和丰富电子健康档案内容,汇聚电子健康档案数据389万份、健康档案记录2 200万条、电子病历6.6亿条,构建了全区域、全机构和全生命过程的一体化健康信息体系,形成了全、真、活、可用的全生命周期的居民健康档案。医生可在工作站电脑或手机端调阅患者的电子健康档案,全面准确掌握患者的既往治疗史,通过区域影像云系统,实现检验检查结果互通共享,减少重复检查;居民可通过手机微信"健康鹰城官微"查询既往健康体检信息和随访记录、医疗机构诊疗信息、献血记录、职业病体检记录等相关健康信息。目前,全市电子档案建档数389万人,建档率95.82%。

(三) 支撑"一站式"结算服务

1. 实现医疗费用"一站式"便捷结算

通过自助机、便民服务平台微信公众号等多种途径,为患者提供在线便捷支付。

2. 创新就医服务模式

基于区域全民健康信息平台,建设市、县、乡三级资金清分系统,通过银行的聚合支付,实现在全市范围内跨区域、跨机构资金结算。

(四)支撑一网办政务服务

实现便捷信息查询服务。平顶山市紧紧围绕便民惠民目标,探索构建了以"健康鹰城官微"便民服务平台为统一入口,以居民健康卡、电子健康卡为主索引,电子健康档案为信息支撑的"互联网＋医疗健康"服务模式,并不断完善提高,率先探索出了一条城乡居民、医疗机构、医务人员和政府多方共赢的有效途径。

(五)支撑"一盘棋"抗疫服务

1. 支撑个人健康状态评价与服务

依托国家政务服务平台,通过电子健康卡"红、黄、绿"三种状态,对个人健康状况进行风险标识,自动判别个人健康状态。便民服务平台提供新冠病毒核酸检测申请与查询、健康咨询、新冠病毒疫苗接种查询等。

2. 支撑新冠疫情常态化防控

依托电子健康卡,建设新冠病毒感染大数据筛查系统,接入药店 1 607家,医疗机构 150 家,汽车站、火车站、高铁站、政府机关等 10 余家,累计上报购买止咳药、退热药 33 万人次、重点人群数据 71 万条,比对筛查 330 万人次,可适时确定外地来平人员是否来自中高风险地区并对其亮码定位,既最大限度地降低了防控疫情风险,又方便了群众出行。

四、关键技术

基于电子健康卡的区域疫情大数据防控系统采用模块化架构设计,采用J2EE Web 框架前后端分离,部署在市政务云上,接入单位通过卫生专网进行访问。系统分为管理端、医院端、政府部门端、药店端及自助设备(具有身份证、人脸识别扫码功能)管理端。在医疗机构,通过电子健康卡、身份证、人脸识别等设备,利用大数据实现对重点人群的自动筛查上报,医疗机构实时上报发热患者信息,发热患者的信息同时同步至新冠病毒感染大数据筛查库。在药店,通过电子健康卡、身份证、人脸识别等设备,利用大数据实现对重点人群的自动筛查上报,药店工作人员对在本药店购买止咳药、退热药的人群进行实时上报,上报信息同步至新冠病毒感染大数据筛查库。在其他机构,通过电子健康卡、身份证、人脸识别等设备,利用大数据实现对重点人群的自动筛查上报。

五、创新成果

基于电子健康卡的区域疫情大数据防控系统将公安出入境、交通出行运行轨迹、手机漫游、药店购药、发热患者等相关信息统一汇总纳入数据源,通过与国家政务服务平台完成个人数据的比对,为各医疗机构、汽车站、火车站、高铁站、政府机关等提供实名登记比对并实时报送信息,居民可通过自助设备完成筛查比对登记流程。

六、下一步发展规划

坚持以人民健康为中心,不断健全互联网健康服务平台,构建"互联网 + 医疗 + 医保 + 医药"综合医疗保障服务体系,依托电子健康卡,完善线上、线下相结合的慢性病服务模式,全面优化整合全市医疗服务资源,提升整体区域内的医疗服务水平、提升群众健康水平,降低医保增幅比例,实现医院发展增活力、医疗能力有提长、医保基金可持续、人民健康能保障的目标。

"一票两码 + 人脸识别"新模式
助力临沂卫生健康便民惠民新通道

　　山东省临沂市卫生健康委以深化医改、提高群众满意度为总抓手，认真贯彻学百年党史、办百件实事活动，运用大数据技术手段，充分研判发展需求，深入推进"互联网 + 医疗健康"服务，打造以电子健康卡为基础、"一票两码"为主线，整合市、县、乡、村四级医疗资源，覆盖医疗健康、公共卫生、疾病预防控制等多场景的区域便民惠民服务平台，大大方便了群众看病就医，增强了民生福祉，构建起更加优质、完备的全员健康服务体系。

一、"一票两码 + 人脸识别"项目背景

　　党中央、国务院高度重视"互联网 + 医疗"工作。习近平总书记指出，要推进"互联网 + 医疗"，让居民少跑腿、数据多跑路，不断提升公共服务均等化、普惠化、便捷化水平。2018 年，国务院办公厅《关于促进"互联网 + 医疗健康"发展的意见》指出：要加快医疗保障信息系统对接整合，实现医疗保障数据与相关部门数据联通共享，逐步拓展在线支付功能，推进"一站式"结算，为参保人员提供更加便利的服务。2019 年《山东省卫生健康委员会关于加快推进全省电子健康卡普及应用工作的通知》指出：普及应用电子健康卡是促进城乡居民实名获得健康服务有效手段，是解决"一院一卡、重复发卡、互不通用"堵点难点问题的最优方案，是有效串接汇聚居民全生命周期健康信息记录的有效抓手。山东省财政厅、省卫生健康委、省医疗保障局转发《财政部 国家卫生健康委 国家医疗保障局关于全面推行医疗收费电子票据管理改革的通知》(财综〔2019〕29 号)要求：全面推进医疗收费电子票据管理改革，提高医

疗收费票据使用便捷度。2020 年,《关于深入推进"互联网＋医疗健康""五个一"服务行动的通知》(国卫规划发〔2020〕22 号)印发,要求:推进跨部门"多码融合",加强部门间协同配合,推动居民电子健康卡与金融支付码、市民卡等"多码融合"应用,在不同部门"卡""码"可切换的基础上,加强信息互通、业务通办,方便群众使用。

二、"一票两码 + 人脸识别"措施做法

"一票两码"主要整合卫生健康部门的电子健康卡、医保部门的医保卡和财政部门的电子票据功能为一体,让群众在医院看病就医时,就能利用手机端完成看病、医保报销、开具电子票据等集成化服务,减少跑腿次数。同时,为部分特殊群体开设"人脸识别"功能,简化程序,减少环节,解决看病就医难的问题。工作中的主要做法如下。

一是强化领导抓落实。居民就医既是民生问题,也是社会政治问题,临沂市卫生健康委认真贯彻上级有关文件精神,建立健全组织领导机制、设置考核评估机制、建设内部奖惩机制,确保领导到位、投入到位、工作到位。

二是协调部门多联动。"互联网＋一票两码"涉及多个部门,各有关部门树立起"一盘棋"思想,心往一处想、劲往一处使。着力协同解决各方问题、无缝对接政策要求、统筹推进各项工作。各部门之间不断加强协调配合,重点解决了政策衔接配套、信息互联互通、资源整合共享等问题。卫生健康部门带头不断创新工作方式,并成立了由大数据、卫生健康、医保、财政等部门组成的工作专班,形成了强大的组织保障力量。

三是深入基层去调研。各单位结合工作实际,深入基层卫生院、卫生室沟通交流,对卫生健康基层信息化建设发展状况、需求情况等进行了调研,及时发现基层医院存在的看病就医繁、就医效率低、疫情防控难、宣传引导不到位等问题,并针对问题及时讨论研讨解决方案。

四是技术创新深驱动。根据调研结果将不同医院不同业务需求进行统一整理、合并分析,提出解决方案,在技术上创新框架,在业务上优化流程,在数据上保障安全、准确,重点对居民"看病难、看病繁"的问题进行针对性处理。创新建设"一票两码 + 人脸识别"功能模块,构建居民健康大数据体系,提升基层医院服务能力,提高基层医生服务水平。

五是舆论引导造氛围。扎实做好宣传舆论引导工作,不断加强对"一票

两码＋人脸识别"的宣传推广,做好相关政策解读,引导广大城乡居民了解使用"一票两码＋人脸识别"功能,及时总结报道工作中的经验做法,切实增强城乡居民对新政策、新技术的普遍认知。

三、关键技术创新

1. 国密加密算法技术

电子健康卡开发过程中融入了中国国密体系的加、解密方式,从密码标准、密钥管理、加密设备到灌密流程,都有着体系化的制度和方法保障。电子健康卡密钥由系统主体部门向国家卫生健康委申请灌装,申请通过后,由国家卫生健康委专门部门安排灌密。采用中国国密加密方式不但可以摆脱对国外技术和产品的依赖,还可以与国际标准的 AES ECC、RSA、MD5 等强度相当。

2. 人卡关系交叉索引技术

人卡关系交叉索引主要记录居民与其身份介质的对应关系,是完成居民身份识别信息交叉互认的凭据。人卡关系交叉索引主要包括人卡关系唯一ID 号、居民唯一 ID 号、卡唯一 ID 号、应用域等信息。采用关键数据项(如姓名、性别、出生日期、出生地、母亲姓名等)比照方法,建立不同应用系统、采用不同识别码(如门诊号、住院号、检查号、影像号等)的患者身份的交叉关联,建立新的患者索引码,并能关联各类官方的身份识别卡(如身份证、健康卡、医保卡、新农合卡、就诊卡等),实现患者身份识别码的统一管理。

3. 身份识别认证技术

电子健康卡作为实名就医的重要介质,在领卡、用卡时,采用了先进的身份识别技术,包括目前在软件领域常用的验证身份证号、手机号＋短信验证码、金融实名绑卡、微信实名、支付宝实名等认证方式,还创新地加入了社保身份实名、本地化的实名体系接入以及人脸实名核验技术,从身份识别安全角度来考虑,采用了多重身份认证技术,可提供单重名字、双重实名、多重实名、混合实名认证的机制,为推动实名制就诊进程和医疗便民惠民服务打下基础。

4. 人脸识别采集技术

通过将人脸识别算法离线部署,采用 .NetCore+Restful 标准微服务＋Docker 容器化跨平台部署进行二次封装,供 HIS 等医院终端调用。数据通过对外隔离的卫生专网进行交互,保护个人隐私数据。通过 uniapp＋微信开放平台(小程序、服务号)等搭建移动工作平台,提供人脸采集、识别等终端服务。

5. 一票两码技术

通过整合电子健康卡、电子医保凭证、医疗电子票据入口,使用 H5＋ 微信开放平台搭建"一票两码"统一入口。

四、"一票两码＋人脸识别"的特色亮点

一是拥有一支专业化、信息化人才队伍。卫生健康事业的发展离不开信息化的支撑,信息化的支撑离不开信息化人才的培养。卫生健康部门高度重视卫生统计和信息化人才队伍建设工作,精准定向培养基层卫生健康信息化队伍,完善卫生健康信息化人才队伍评价体系,激发卫生健康信息化人才队伍的活力。

二是抓好试点先行,以点带面推动。临沂市采取以沂水县作为试点先行、逐步推广,不断加强信息化基础的建设思路,让基层医院提出自己的创新想法并结合工作实际情况进行试点工作,从而以点带面,全面开花。分别在沂水县龙家圈社区卫生服务中心开展电子健康卡试点,在沂水县四十里堡镇卫生院开展"一票两码＋人脸识别"试点,在沂水县沂城街道社区卫生服务中心开展新冠病毒核酸检测预约试点,逐步推动各项工作全面展开。

三是加强与专业集团合作携手共赢。工作推进过程中,主要基于国家健康医疗大数据中心(北方)顶层设计,联合专业机构团队,借用技术力量、资源配置、托管机房等方式助力智慧健康医养建设,搭建临沂市健康医疗大数据平台,持续推动"互联网＋医疗健康"便民惠民服务,建设可推广的 5G 智慧医疗健康新产品、新业态、新模式。

五、"一票两码＋人脸识别"的主要成效

"一票两码＋人脸识别"系统上线以来,累计采集个人信息 23 万余条,完成医疗诊断 27 万余人次。60 岁以上老年人人脸数据采集率达到 57.92%,门诊患者"人脸识别"就诊率达 5.21% 以上,"一票两码就诊"使用率达到 29.28%。"一票两码＋人脸识别"应用,大大节约了居民就医时间,减少了新冠病毒疫苗接种和核酸检测工作量,提高了居民就医满意度。

一是"一票两码＋人脸识别"助力居民就医新模式。打造了医院无现金

结算、无纸质报销、无纸质发票的新模式,有效解决居民就医"一院一卡、重复发卡、互不通用"的堵点难点问题,破除了因顶层设计问题产生的多码并存互不通用的壁垒,为加快构建以人为本的智慧医疗体系、提升居民满意度打下了良好基础。**二是"一票两码＋人脸识别"助力老年人便捷就医。**创新开发使用的人脸识别功能,解决了老年人等特殊人群不会使用智能手机导致看病难问题。居民就医时可"刷脸"对应患者身份,办理挂号、就诊、化验、取药等业务,让患者更方便,医生不麻烦,让居民进入"刷脸"就医新时代。**三是"一票两码＋人脸识别"助力常态化疫情防控。**"一票两码＋人脸识别"是助力疫情防控的重要手段,所有来院就医患者以及核酸采样人员基础信息可通过扫码或刷脸录入,可以实现无纸化就医、人员零接触,更加精准、有效地做好常态化疫情防控工作,节约了大量人力物力。

六、"互联网＋一票两码"应用扩展

一是将创新医疗信息与公共卫生相结合,打造"医卫融合"新模式。将居民公共卫生服务与"互联网＋一票两码"相融合,开放个人健康档案,让居民实时掌握自身健康状态,随时了解各项健康指标,提高基本公共卫生与医疗信息化的结合,实现健康中国战略,为城乡居民提供全方位全周期健康服务。**二是要加强数据的融合应用,推进疾病预防领域健康大数据应用。**充分整合疾病预防控制系统内外部信息资源,利用大数据技术,实现"互联网＋一票两码"与疾病监测、疫情防控等多源多维的融合,建设高效、实用、共享、安全的疾病预防控制信息系统,提升疾控体系信息化能力和服务水平。**三是通过"互联网＋一票两码"推动区域信息共享互认。**坚持问题导向和需求导向,在符合医疗质量控制和患者知情同意的前提下,通过"一票两码"探索医疗机构间电子病历、检查检验结果、医学影像资料等医疗健康信息调阅共享,逐步实现覆盖区域内的信息互认。

创新引领便民惠民
宜宾居民电子健康卡全面普及应用

为顺应"互联网＋医疗健康"服务新业态、新趋势，推动医疗健康服务线上、线下融合发展，四川省宜宾市以电子健康卡为抓手，通过整合区域内医疗卫生资源，优化门诊业务流程，建立区域统一预约诊疗平台和自助服务系统，升级改造"健康宜宾"，基本建成全流程、一体化医疗健康信息服务体系，实现医疗健康服务"一卡通"。

一、顶层设计，科学构建电子健康卡工程"五大体系"

宜宾市委市政府高度重视居民电子健康卡项目建设，成立以分管副市长为组长的宜宾市居民电子健康卡建设工作领导小组。电子健康卡工程是宜宾智慧城市建设重要组成部分，在"智慧城市"的城市建设规划框架下，电子健康卡工程顶层设计分为业务应用层、技术支撑层和实施管理层三个层次。业务应用层为居民健康卡应用服务模块，实现预约挂号、就诊费用收缴、检查检验查询等功能；技术支撑层实现对业务应用层的技术支持，包括卡与密钥体系等设计；实施管理层为技术支撑层和业务应用层提供部署实施。

具体建设内容上，电子健康卡工程以普及应用电子健康卡为目标，以解决看病就医难点、痛点为切入点，逐步构建宜宾市电子健康卡工程"五个统一"体系（一是建立以国产密钥为核心的统一安全管理体系；二是建立统一医疗健康"一码通用"体系；三是建立以电子健康卡为载体的统一医疗健康信息服务体系；四是建立卫生健康行业的统一支付体系；五是建立全市电子健康卡统一运营保障体系)。通过"五个统一"体系建设,创新性地解决电子健康卡普及应用中存在的不足问题。2020 年,宜宾市创新采用"银政合作"模式,先后投入 2 000 多万元用于全市电子健康卡功能拓展和用卡环境改造,全力保障电子健康卡工程长期可持续运行,不断推进"互联网 + 医疗健康"服务高质量、可持续发展(图 14-1)。

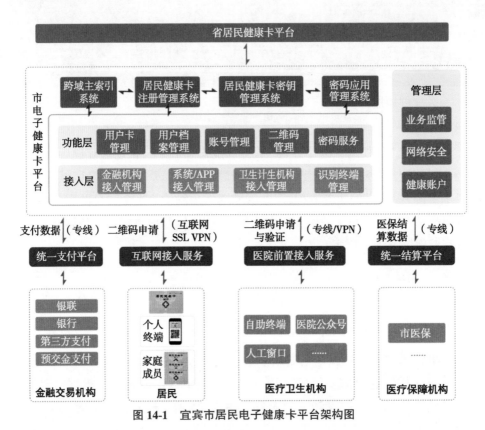

图 14-1　宜宾市居民电子健康卡平台架构图

二、多措并举,积极开展医疗健康便民惠民服务应用

(一) 建立电子健康卡多种识别模式和申领渠道

领导小组坚持以电子健康卡作为统一的就诊服务卡,要求各医疗机构停止新办院内就诊卡,并且采用"自助终端自助 + 移动手机端自助 + 人工窗口办理 + 社区人工协办"等多种申领方式相结合,拓展电子健康卡申领渠道,保

障居民便捷办卡。根据医院实际需求,针对未满一周岁儿童提供临时卡申领服务,并实现快速升级为电子健康卡,努力实现全人群覆盖。

同时通过就诊全流程线上线下一体化技术与全渠道实名体系相结合,并整合多类型身份介质识别,建立统一患者主索引,实现患者用户体系统一。保证对同一个患者,能及时、连贯、完整、准确地获取分布在不同系统中的个人信息,通过线上、线下信息同步更新,实时引导患者就诊过程,解决医院线上线下患者用户体验不一致问题。

(二)打造线上线下医疗健康服务体系

医疗健康服务平台采用高可用处理技术,实现数据实时同步、定时同步策略及院内和平台业务互相切换策略,打造了高可靠性的平台产品。该技术主要包括脱机数据技术和脱机业务技术,可实现在非断网状态下平台用户数据同步更新和备份,以及在脱机情况下数据的自动更新和上传,解决了医院信息上云后的稳定性问题,避免了因极端故障导致的院内就诊主流程可能产生的不良影响。

另外,针对目前医院存在多种厂商、各种接口不规范问题,通过接口自动匹配和管理技术可以快速适配不同厂商接口,实现快速对接上线。目前已实现接口对接密钥认证、多种协议对接支持、多种输入输出返回格式、API流量跟踪分析管理。

目前,各医疗机构统一配备部署各类自助服务终端以保障患者方便使用电子健康卡,提高就诊体验。以"诊间壁挂自助服务终端"为例,可实现预约挂号、诊间缴费、支付结算、签到分诊、排队叫号、信息查询等功能,进一步缓解排队挂号、排队缴费、排队就诊现象,改善就医体验;此外,还升级改造"健康宜宾"微信门户,积极推进电子健康卡在医疗健康领域应用,为居民提供电子健康档案查询、献血查询、新冠病毒疫苗接种查询、中医体测、社保查询等健康服务,居民在看病就医过程中还可利用移动端实现"120"一键呼救、分时段预约诊疗、智能导诊、排队叫号、消息提醒、室内导航、医疗电子票据查询打印、住院预缴、住院一日清单查询。同时支撑新冠常态化防控,提供新冠病毒疫苗接种查询、新冠智能筛查、核酸预约、核酸自助开单、核酸报告自助查询等功能,极大地增强患者就医体验和使用黏度(图14-2)。

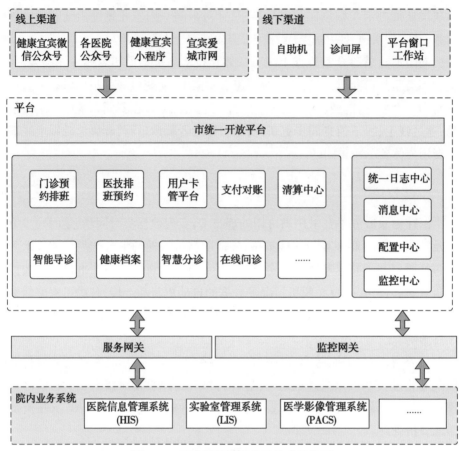

图 14-2 医疗健康服务体系技术架构图

（三）推进全市统一预约诊疗平台建设

宜宾市电子健康卡工程中的全市统一预约诊疗平台采用互联网技术实现对门诊、医技等资源进行数字化管理,整合门诊、医技等各种资源,实现号源集中管理,可利用排班模板自动生成未来 30 天的排班,真正实现排班的自动化。支持灵活处理已生成的排班结果,如临时加号、减号,暂停排班,停诊等操作,同时支持批量修改。分渠道进行号源数、挂号时间优先次序的分配,实现 app、自助机、窗口等渠道号源的灵活配置。具有精准的统计功能,如患者预约记录统计,科室和医生的预约统计与门诊量统计等,通过对门诊、医技规则的精细化管理,结合动态设计管理,可随时调整生效规则,支持医院调整运营策略,通过整合各种医技检查项目时涉及的预约规则,根据最优算法,实现门诊、医技检查智能化预约。

现在平台已建立全市统一的门诊挂号资源池,实现门诊号源集中录入和分配,制定统一线上预约服务规则,在院内搭建统一分诊叫号设备,实现排队叫号、二次签到等服务。此外,在统一门诊预约诊疗基础上,逐步拓展体检、检查、检验等环节的预约服务,整体提升全市预约诊疗服务标准与规范化水平。目前,全市已有 35 家二级以上医疗机构的门诊号源接入到全市门诊资源池,平台通过技术手段采集患者在医院就诊全流程过程中的所有信息内容,将患者整个就诊行为、就医流程数字化。另外结合大数据的存储分析等技术,可视化展示患者就诊情况,根据患者个性化情况智能匹配、推荐合适的号源资源(图 14-3)。

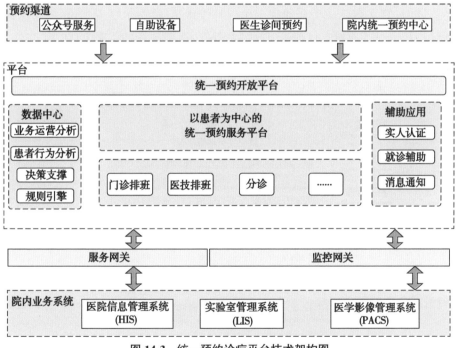

图 14-3 统一预约诊疗平台技术架构图

(四) 建立卫生健康领域区域统一支付体系

建立区域性统一支付体系是保障电子健康卡工程可持续发展的关键,也是吸引合作银行持续投入的重要手段。通过综合运用支付插件技术、集中管理及动态路由技术、全链路动态监控技术、全自动数据监控技术、全自动状态补偿技术,实现快速新增支付渠道、各类终端快速接入。交易数据可追溯,各环节耗时可统计、可分析、自动报警,单边账实时监控、自动退款、自动报警。一站式管理医院、区域平台各类收款账号,对医院各场景、各渠道、各业务涉及的交易流水进行集中归集,统一出具各类报表,功能丰富,最大程度覆盖银行财务、医院财务人员的大部分需求。

为保障支付系统稳定和提高支付可靠性,平台利用监控子系统,对支付全流程进行全面监控,包含支付各个环节的耗时情况、异常情况、异常时的交互报文,同时也对支付异常、退费异常、业务处理异常进行实时报警,自动生成工单,方便运维人员快速核实和处理。

通过电子健康卡服务平台对多种缴费渠道的归集和整合,现在已支持为医疗机构提供统一的资金归集、银行对账、统一支付、医保优惠、结算清分等服务。同时,宜宾市已成功开通线上医保补偿优惠、社保卡刷卡支付、电子医保凭证扫码支付等便捷支付渠道,最大限度减少医院现场排队现象(图14-4)。

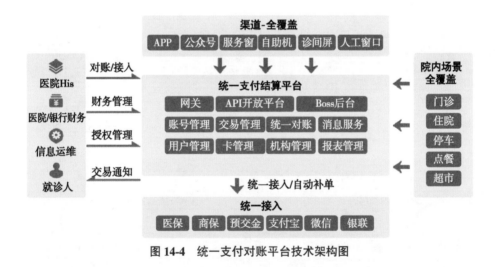

图14-4 统一支付对账平台技术架构图

三、引领示范,为电子健康卡普及应用贡献宜宾智慧

目前,宜宾市电子健康卡工程已完成所有市级医疗机构接入,并积极推进县(区)和乡镇医疗机构接入改造工作,已累计投放电子健康卡使用设备950台,发放电子健康卡159.7万张,使用电子健康卡就诊累计人次数达632.6万

人次。宜宾市以普及应用电子健康卡为抓手,全力打造区域性一体化医疗健康信息服务体系,创新建立"互联网 + 医疗健康"服务新模式,以服务带应用,以应用促发展,让"数据多跑路,患者少走路",基本实现医疗健康服务"一卡通用",为全国普及应用电子健康卡贡献了"宜宾智慧"。

一"码"就医 推进合肥智慧健康

一、概要

为加快推进全国"互联网＋医疗健康"应用发展,《关于加快推进电子健康卡普及应用工作的意见》(国卫办规划发〔2018〕34号)、《关于印发"健康合肥2030"规划纲要的通知》等政策文件印发,安徽省合肥市作为国家健康医疗大数据中部中心、全国健康医疗互联互通试点城市,自2018年初规划合肥市电子健康卡建设项目,2019年9月正式上线使用。

合肥市电子健康卡的正式上线使用标志着合肥医疗卫生服务从此进入了电子健康卡时代,实现医疗卫生机构服务"一码联",居民就医服务"一码通",医疗医保缴费结算"一码付",合肥市居民到医院看病,只要使用手机扫一扫"二维码",即可"搞定"医疗服务全流程。

合肥市电子健康卡建设项目,结合标准化电子病历及健康档案数据资源库和各医疗卫生机构相关系统应用环境的改造,实现电子健康卡在合肥市内不同县(区)、不同医院、各个基层卫生机构间通用,推进深化医改、优化服务流程、改变就医模式、实现医疗卫生机构服务协同,方便群众就医和健康管理。并沿用其先进的技术架构和开放性接口,预留与社保卡、市民卡的融合开放接口,并可与省、市平台对接,最终实现在全国范围跨机构、跨地域就医保健"电子化一卡通",全面建成实用、共享、安全的全民健康信息数据资源体系,为深化医药卫生体制改革,有效落实计划生育基本国策,促进健康医疗大数据事业发展,提高卫生计生服务与管理水平,实现人人享有基本医疗卫生服务目标提供有力的信息技术支撑和保障。另外,通过基于电子健康卡的各个惠民应用系统的建设,实现全市医疗卫生机构"一卡通用、统一门户、统一支付、便捷就医"的核心目标,整合各医疗卫生机构的预约挂号、就医缴费、医保移动结算、费用清单查询、检验检查报告单查询、在线咨询、医疗服务指南、电子病历及健康档案查询等便民服务功能,探索打造区域医疗业务发展与"互联网+"深度融合的新模式,通过新模式为优化就诊流程、方便患者就医、提升就医体验提供强大信息化助力,进而提高全市健康医疗服务水平。实现合肥市电子健康卡的快速应用,并以电子健康卡作为医疗惠民服务应用的全面支撑。

以建设国家健康医疗互联互通试点城市为总目标,根据国家"4631-2"工程,按照国家医疗健康信息区域信息互联互通标准化成熟度测评方案要求,结合合肥市全民健康信息化建设实际,统筹设计全市健康医疗信息数据资源库建设总体规划,统一数据标准,完善管理制度,整合全市各级各类医疗机构的医疗数据及全市的基层医疗卫生机构公共卫生数据,统筹建设全市统一的全员人口数据库、电子病历数据库、居民电子健康档案数据库和卫生资源数据库。实现全市各医疗机构间健康医疗信息的共享互认,实现全市居民对自主健康医疗信息的查询与管理,实现与省、市两级全民健康信息平台的互联互通,基本实现全市健康医疗信息资源共享、互联互通、业务协同,建成全市统一高效的健康医疗健康数据中心(图 15-1)。

二、服务对象

合肥市 9 家市属医院、8 家县级医院和 150 余家基层医疗卫生机构等,合计服务全市 936 万居民及流动人口、外籍人口等。

三、覆盖范围

合肥市 9 家市属医院、8 家县级医院、150 余家基层医疗卫生机构及部分省属医院等。

四、服务内容

(一)实现全市医疗健康服务"一盘棋"

合肥市电子健康卡部署应用范围广,包含市、县、乡三级公立卫生机构;覆盖领域宽,包括全市公共卫生机构、医院及基层卫生机构等;服务全流程,涵盖

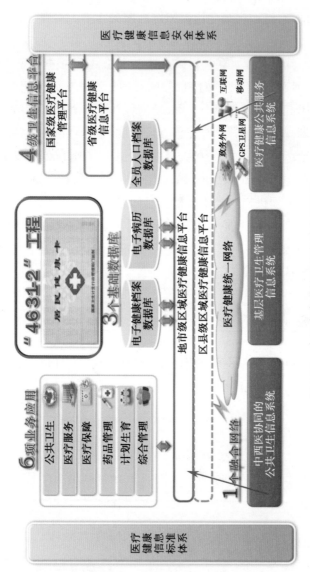

图 15-1 合肥市全民健康信息平台架构图

门诊、住院、医技、护理、体检中心等所有业务科室的医疗服务全过程,实现全市医疗健康服务的"一盘棋"(图 15-2)。

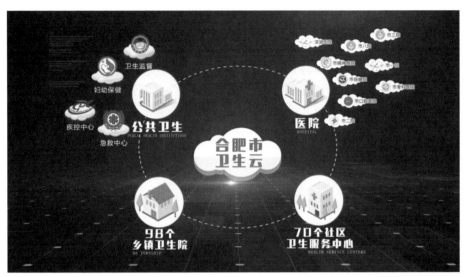

图 15-2　合肥市卫生云构建全市医疗健康服务"一盘棋"

(二) 创新线上、线下一体化医疗服务模式

合肥市卫生健康委在"互联网＋医疗"方面作出积极探索,利用"互联网＋"实现资源整合,让信息多跑路,群众少跑腿。依托电子健康卡,整合各类就诊卡,实现全市医疗卫生机构一码通用,市民不用再为带一堆卡或忘记带卡而烦恼;深化电子健康卡"互联网＋"应用场景,为居民提供在线建档、核酸检测、报告查询等服务,全面推进线上、线下一体化医疗服务模式建设。

(三) 打通诊前、诊中、诊后就医全流程

电子健康卡打通诊前、诊中、诊后就医全流程,可随时随地线上预约全市各大医院号源,不用去窗口排队挂号;到院后直接前往相应的诊室,扫描电子健康卡二维码识别身份后就诊;就诊结束后手机收到就诊结算通知,点击即可缴费结算,无须排队;到药房使用电子健康卡二维码,扫码取药,方便快捷。

(四) 促进跨机构间的电子健康档案共享互通

通过与居民电子健康档案系统的对接,实现卫生信息平台的数据交换与

公共卫生、临床诊疗信息及外部其他系统完成数据整合,对电子健康档案、电子病历及医疗卫生机构管理信息的数据交换,实现全市跨医疗卫生机构间电子病历及健康档案的共享与互认。

(五) 推行医疗服务"一站式"及时结算

依托电子健康卡能力,在"健康合肥"微信公众号 /app、医疗机构人工窗口、自助机具等多个途径推行医疗服务"一站式"及时结算服务,优化线上线下支付流程,改善结算模式,解决支付堵点问题。通过建设全市统一的在线支付平台,打通与医疗机构信息系统对接和数据联通共享,为全市就医保健居民提供更加便利的医疗支付服务。

(六) 延伸公共卫生导医急救等多方服务

以电子健康卡为基础,积极扩展延伸电子健康卡在公共卫生、智能导医、健康急救等方面的服务,为居民提供智能导诊、亲情账号、在线问诊、生育登记,疫情防控、献血服务、儿保预约、"'120'一键呼叫"、疫苗接种、流行病学调查、核酸检测、医学知识库检索、心电远程诊断等内容,让电子健康卡成为居民健康服务的"金钥匙"。

(七) 支撑合肥数字智慧城市建设

电子健康卡全面推进智慧城市和便民惠民工程在医疗健康领域深入应用,有助于汇聚整合居民个人健康医疗大数据,构建智慧健康服务体系。合肥市电子健康卡在政府及数据资源局牵头下分别与皖事通(安康码)、医保(医保电子凭证)、人社(电子社保卡)实现初步联通,解决了医疗、医保、医养及防疫通行等领域多卡并存、互不通用问题,为合肥智慧城市的建设起到重要支撑作用。

五、关键技术

(一) 电子健康卡国密算法加密技术

电子健康卡不仅基于标准二维码技术开发实现,还在其中融入了中国国密体系的加、解密方式,从密码标准、密钥管理、加密设备到灌密流程,都有着体系化的制度和方法保障。电子健康卡密钥由系统主体部门向国家卫生健康委申请灌装,申请通过后,由国家卫生健康委专门部门安排灌密。采用中国国密加密方式,不但可以摆脱对国外技术和产品的依赖,还可以与国际标准的AES、ECC、RSA、MD5 等强度相当,并且国密算法的 SM1、SM2、SM3、SM4 的密码长度均为 128 位,算法部分公开、部分不公开,并可以灵活组合,也可在互联网交互时与国际密码标准进行交互,更加增强了电子健康卡的安全性。

(二) Java EE 的标准体系架构技术

Java EE 的标准体系架构将表示逻辑、业务逻辑与数据逻辑相分离,使系统的并行操作、网络计算能力大为提高,系统的整体性能得以优化,并采用先进的软件分层设计思想,支持基于框架的开发,降低开发难度和成本,同时降低组件的耦合度,极大地增强软件的可维护性、可扩展性,满足大型管理信息系统的要求。

(三) 批量预置及建档关联技术

电子健康卡批量预置技术是通过基于各区域原有健康医疗用户信息要素的运行规则,实现将电子健康卡的用户体系在原有基础信息系统应用效能的基础上实现预置,技术涉及系统的设计和应用两个方面,通过预置,直接与原有用户体系打通融合,后续新用户采用电子健康卡与新的账户体系实现结合。自动建档技术是通过用户注册或激活动作,完成后台的一系列个人健康档案的关联,居民可以通过多个服务入口,如门户、移动应用、微信 / 支付宝轻量级门户等,通过网络返回包含登记信息的数据包,实现健康档案的自动创建和关联。

六、创新成果

合肥市电子健康卡项目自建成投入使用以来,完成了全市 9 家市属医院、8 家县级医院、150 余家基层卫生机构实施改造,应用覆盖市属医院、县属医院、社区卫生服务中心和乡镇卫生院等医疗机构,实现了医疗服务"一码通",实现了"健康合肥"微信公众号 /app 居民手机就医全流程应用。目前,该项目已通过合肥市数据资源局验收,实现相关医院统一使用具备预约挂号、查用电子病历等功能的电子健康卡,医院内部电子健康卡应用全流程打通,各医院之间信息互联互通、共享共用。

合肥市民可以通过"健康合肥"app、官方公众号、支付宝生活号实现就医全流程应用,包括线上预约、挂号、就诊、缴费支付、检验检查、取药、报告单、亲情账号、健康教育等功能。

通过电子健康卡实现跨医院使用,通过部署卫生专网实现医院与卫生健康委、数据中心机房的网络互通。

截至 2021 年 10 月,全市共申领电子健康卡 725 万张,使用人次 6 048 万次,通过电子健康卡进行的结算金额超过 12 亿元,项目建设成效显著受到各界高度评价,并在全国、全省大会上做经验介绍。

在市卫生健康委和有关市属医院的共同努力下,电子健康卡建设工作目前已初见成效,但还存在不平衡情况,希望进度快的医院继续保持,进度慢的要奋起直追。同时还要进一步向县级及以下医院延伸,尽快实现各级各类医疗机构全覆盖,把好事办好办实。

2019 年,合肥市电子健康卡分别登上人民网、江淮晨报、安徽电视台经济生活、合肥新闻频道。2020 年,合肥市居民健康卡建设项目获得 2020 年第二届中国智慧健康医疗大会智慧健康医疗创新应用实践案例优先创新榜单。

七、下一步发展规划

(一) 进一步扩大应用覆盖范围

加大宣传,全面推进电子健康卡应用,在拓展使用场景的基础上,同时逐步扩大应用覆盖范围,循序渐进实现全国及全省各地市电子健康卡互联互通,提升居民就医的便捷性。

(二) 开展多码协同就医应用

多码协同平台基于电子健康卡、防疫健康码、医保电子凭证等电子码开展多个码的协同应用,实现不同的码都能在医疗机构正常看病就医,让居民持不同行业码到医疗机构都能享有无缝连接的卫生健康服务,实现多码在医疗机构的"一码通"。合肥市第二人民医院在国家相关政策指引和合肥市卫生健康委、合肥市医保局指导下,开展了电子健康卡与医保电子凭证的多码协同试点建设工作,该试点工作在顶层设计规划下梳理就医过程中各场景应用,打通了就医的关键环节,优化了就医流程,很大程度解决了居民就医"三长一短"的难题,让居民使用手机就能进行预约挂号(含挂号费的医保个账在线支付)、医保在线结算(个账＋统筹)、报告查询等全流程服务,极大地改善了民生服务体验。

(三)进一步开放电子健康档案

进一步健全居民健康档案,依托电子健康卡实现个人电子健康档案的开放,让居民可以更好地自我管理健康数据,培养健康习惯,促进全民健康。

就医一码通，便民新风向

——银川市第一人民医院

近年来，宁夏回族自治区银川市第一人民医院在国家、市(区)各级、各部门领导指导与支持下，借力宁夏建设"互联网＋医疗健康"示范区优势，充分应用"云大物移智"技术，融入互联网思路，以市卫生健康委创新政策为支撑，以搭建"一个电子健康卡"为基础，就"一码通"融合服务、"一体化"共享服务、"一站式"结算服务、"一盘棋"抗疫服务等方面，进行了积极探索，并取得了一定的成效。主要做法如下。

一、以电子健康卡为核心，实现"一码通"融合服务

一是实现跨医疗机构区域卫生健康服务"一码通用"，破除"一院一卡、重复办卡、互不通用"堵点问题，全面取消院内就诊卡。"银川健康广场"通过微信小程序及微信公众号，整合银川市所有线下实体医疗机构资源，以居民电子健康卡为基础，全面打通包括市属六家医院的号源、床位、大型检查检验设备等，同时整合线上互联网医院服务，为居民提供诊前、诊中、诊后全流程线上医疗健康服务。日均使用量 9 000 次，服务类型达 20 余种(图 16-1)。

(1)通过引入人工智能技术，实现区域内号源、床位、大型设备等资源共享，推出智能预问诊、智能导诊、智能问答、新冠自查、语音导航等人工智能服务，开展预约挂号、诊间缴费、床位查询、疫苗预约、处方查询、处方流转、报告查询、就诊记录查询、电子社保卡申领、出院随诊、一站式核酸检测预约及报告查询等全流程健康服务。

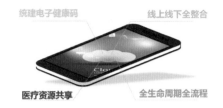

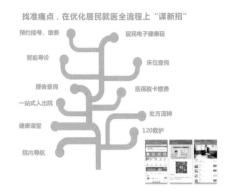

图 16-1 "银川健康广场"小程序

(2)积极推广预约就诊服务,探索多渠道的预约方式,成立预约中心,实现了全号源预约、门诊住院检查智能全预约、微信小程序预约、诊间预约、窗口预约、电话预约等医疗服务。

(3)推进医保结算新模式,打通"医保脱卡缴费"功能,实现患者线上医保统筹及账户金的结算。患者可通过"银川健康广场"小程序领取电子社保卡,进而实现"一码通行",多场景、广覆盖的线上、线下便捷医保应用,包括医保扫码、医保诊间支付、线上医保查询、医保购药等。

(4)探索刷脸就医新模式,优化升级现有自助机功能,增添了"刷脸就医"功能,可支持人脸挂号、人脸缴费、人脸医保支付、人脸查取报告、人脸预约等。通过人脸识别,还可打印电子健康卡,方便患者就医。

(5)探索打造 AI 传染病预警平台,提升疫情预警监测能力。

二、以电子健康卡为核心,支撑"一体化"共享服务

(一)实现线上线下"一体化"共享服务

打通互联网诊疗服务、互联网医院与实体医院的数据共享和业务协同,实现线上、线下无缝衔接的连续健康服务。

(1)以电子健康卡为主线,为患者提供精准诊前诊后科普视频。患者通过"银川健康广场"线上平台挂号成功后,会根据其所挂科室及医生自动推荐相关健康科普视频,让患者可提前了解医生,知道就诊前应该如何准备,使就医

问诊效率更高。就诊结束后,根据医生为患者开具诊断的疾病编码,为患者推荐疾病相关的健康科普视频,更好地帮助患者康复。

(2)携手互联网医院,与医生团队开展远程专家会诊。基于电子健康卡,患者可在银川市第一人民医院请医生开具检查,待检查结果出来后,患者在"银川健康广场"线上平台可以选择远程专家团队进行会诊,远程专家通过电子健康卡获取患者的信息及检查结果,用户再预约远程专家会诊的时间,最后线下医生和远程专家一起为用户进行诊疗。

(3)开展患者在家享受上门检验服务。基于电子健康卡,患者可在"银川健康广场"线上平台选择上门检验服务,用户可以查询相关报告,必要时选择"银川健康广场"线上平台的远程问诊服务。

(二) 优化智慧医疗服务流程

以患者为中心,通过集成内部信息系统和业务协同,优化就医流程,住院患者通过"银川健康广场"线上平台,基于电子健康卡,实现线上自助办理入院登记、线上预缴住院押金、线上查询住院每日清单、线上自助办理出院。提高了服务效率,强化了医疗健康服务一体化,以信息通支撑服务通,引导患者有序便捷就医。

三、以电子健康卡为核心,支撑"一站式"结算服务

积极推进一站式入院模式,实现医疗费用"一站式"便捷结算。住院患者直接通过护士站办理入院手续及实现诊间缴费。

(1)积极推进一站式入院模式,让居民就医少跑路。针对患者办理入院流程烦琐,反复周转于门诊医生工作站、病区护士站、住院登记处等部门的问题,对医院"医生工作站"进行升级改造,推出"一站式入院服务"功能,患者只须凭电子健康卡直接到相应病区护士站进行入院登记、缴纳预缴金即可,无须窗口排队办理。"一站式入院服务"功能,让信息数据跑路,切实提高了住院患者的就医体验,深受患者及家属的好评。

(2)多种支付方式,实现医疗费用"一站式"便捷结算。通过自助机具、线上服务、移动终端等多种途径,为患者提供多种在线便捷支付方式,优化线上、线下支付流程,解决支付排队堵点问题。

四、以电子健康卡为核心,支撑"一盘棋"抗疫服务

结合电子健康卡应用实现健康状态申报与评价、健康咨询、新冠病毒核酸检测申请与查询,支撑新冠疫情常态化防控。

发挥"互联网+医疗健康"优势助力打赢疫情防控阻击战,通过组建"互联网医院联盟"、开通"湖北快速通道服务平台"、成立"新冠远程会诊中心",推动"海外抗疫活动"。同时,银川市第一人民医院仅用4天时间,完成"银川市临时急救医院"从无到有的信息化整体改建工程,其中包括专线、有线网、无线网、4G、电话、LED、监控、网络安全的综合布线等基础性建设实施工程;HIS、LIS、PACS、OA等软硬件搭建工作;远程诊断、远程门诊、远程会诊互联网+落地工程。疫情期间,互联网医院线上共计21.48万名医生,为全国患者提供健康咨询3 986.22万人次,义诊患者2 039.90万人次,提供心理咨询171.42万人次,送药上门216.24万人次,海外问诊7万人,覆盖全球55个国家和地区。2020年3月被列入《国家卫生健康委关于转发有关地市信息化支撑疫情防控工作典型做法》。

以电子健康卡全流程应用为核心，提升患者就医体验

——厦门大学附属中山医院

一、概述

厦门大学附属中山医院积极响应国家"互联网＋医疗"的号召，着力打造智慧医院，秉承"以人为本、信息惠民"服务宗旨，围绕电子健康卡多卡融合，整合医疗资源，优化改造就诊流程，为患者打造诊前、诊中、诊后全流程的线上、线下一体化就医服务，使患者在一部手机上，所有就医环节都能得到连续性服务，通过"互联网＋医疗健康"，打造"一机在手，就诊无忧"的新体验。同时，数字化建设还基于广域网融入省、市级市民健康信息网，实现医疗数据互联互通。借助 AI 医疗，各项层出不穷的信息化便民举措和创新成果改善患者的就医感受，为患者看病提供了极大便利，有效分流就诊患者。

二、主要做法

厦门大学附属中山医院着重梳理了医院三个方面的服务流程：门诊、住院、管理。本着惠民便医的宗旨，对每个步骤、每个环节进行优化，形成了新的全方位的服务模式。

（一）多卡合一，减少发卡，进入电子健康卡新时代

电子健康卡是居民健康卡的创新与发展，作为国家电子健康卡创新应用

试点单位,厦门大学附属中山医院在 2018 年初就创新推出了电子健康卡,通过统一身份认证体系和跨域主索引系统,整合患者在医疗就诊过程中需要的各类卡(如居民健康卡、社保卡、银行卡、市民卡、临时就诊卡),使用国密算法和二维码技术来实现多卡融合、多码合一。降低区域发放实体卡的成本,借助成熟的二维码技术,实现跨医疗机构医疗健康服务的"一码通"。

将厦门市民卡、社保卡、居民健康卡等进行深度融合,实现区域范围扫码、刷卡兼用通行,打通各类银行、医保支付、第三方支付等电子支付方式,为不同适用人群与适用业务提供形式多样的便捷服务。

而医院以电子健康卡为核心,整合医疗现有资源,结合线上线下医疗、互联网新技术,优化改造现有流程,为患者打造人性化就诊的新模式。患者可通过微信公众号、自助机、人工窗口领取一张电子健康卡,实现全流程的无卡智慧就医。门诊就诊环节从线下 11 个精减为 3 个,住院从线下 7 个精减为 2 个,体检从 4 个精减为 1 个。

(二)门诊全流程

1. 诊前

(1)智能导诊:患者常常只知道自己有什么地方不舒服,而不知道具体得了什么病,要看什么科,常常因此约错科室或医生,为患者及医生带来了不便。为此,厦门大学附属中山医院上线了智能导诊系统。患者只需要在系统中输入或者使用语音录入自己的病症,系统即可自动推荐科室,甚至医生。

(2)门诊预约:患者在确定自己要预约的科室、医生后,可在多种渠道进行预约,精准到分钟。

(3)病史采集:在患者预约的就诊日期当天,医院还会提前发送信息提醒患者就诊;同时点击该消息即可进入"病史采集"系统。该系统会按医生问诊的方式一一询问患者病情,并对那些难懂的医疗术语用图片、视频等方式来解释,从而更加准确地获取患者的病情。患者完成病史采集后,医生即可在其就诊时看到系统已经自动整理好的病情,更加准确了解患者的病情,也可以直接引用系统生成的结构化病历,大大提高了医生的问诊质量和书写病历的效率(图 17-1)。

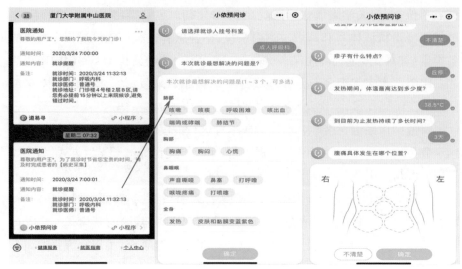

图 17-1　病史采集录入

2. 诊中

(1)无卡就诊:患者只须扫描电子健康卡即可就诊,无须接触,在疫情时期更加适用。

(2)患者全息图 + 患者全息档案 + 区域影像:患者的病情常常是连续的,需要结合历史就诊信息来综合诊断。为此,医院基于电子健康卡,建立了患者主索引,将患者不同时期使用不同卡在院就诊的资料串联起来,上线了患者全息图系统,方便医生全面掌握病情;同时对于在其他医院就诊的患者资料,也提供了院外的患者全息档案、区域影像,来查看患者在本地区其他医院的就诊情况,以辅助医生做出更为准确的诊断。

(3)诊间结算 + 信用就医:为响应国家卫生健康委及市卫生健康委的要求,进一步改善医院服务,厦门大学附属中山医院先后推出诊间结算与信用就医服务。诊间结算使患者在诊室就诊时,医生直接在诊间进行"一站式"就医结算服务,省去患者去窗口、自助机等进行缴费的环节,加快了门诊科室、检验检查、药房之间的流转速度,节约就诊时间,提高医院的诊治效率;而信用就医,通过"互联网 +"技术将信用体系引入医疗健康领域,包含城市信用体系(如白鹭分)、生活消费信用体系(如支付宝芝麻分、微信支付分)、银行信用体系等多信用体系,构建统一的信用就医平台,实现真正意义的"先诊疗后付费"的服务。患者预约后直接就诊,无须线上充值或在院内排队充值,直接免去就诊过程中所有缴费环节。待就诊结束后,可实现诊间结算,不足部分只需在规定时间内一次性支付或扣除即可。"信用就医"模式，不仅减少了患者来回排队结算的烦恼，还确保了患者在短时间内即使资金不足也能享受医疗服务的权利。"信用就医"让医疗服务更便捷、更有温度。

3. **诊后**

(1)检查预约：医院将各种检查项目进行了梳理，使用运筹学最短路径算法解决患者预约多项检查时的排程问题，一键式地帮助患者预约最优方案，减少患者在各检查科室间的来回奔波。

(2)病历、报告查询：医院同时开放了检查、检验、病理报告，门诊病历信息的在线查询服务，方便患者在家查看既往就诊资料，无须来院打印。

4. **互联网医院**

为方便常见病、慢性病患者复诊及住院患者出院后复诊、随诊，厦门大学附属中山医院上线互联网医院，推出专家在线复诊、续方开药、药品配送、健康宣教等服务功能，搭建起医患线上沟通桥梁。患者可通过文字、图片等方式向专科医生问诊，医生在线调研患者既往病史，给出诊断意见，书写网络门诊电子病历并开出电子处方。通过电子审方后，患者可凭相应的就诊卡或电子健康卡直接到医院门诊指定窗口取药，也可选择快递配送，直接送药到家。

同时，厦门大学附属中山医院也打通了医院线上、线下服务，搭建集"互联网＋诊疗"与医联体一体化的特色互联网医院平台，提供"诊前、诊中、诊后"连续性服务，优化就医服务。实现与下级医疗机构的优势互补，促进机构间资源共享与分工协作，实现患者共管共治，提供更好的就医体验。该互联网医院平台可连接院内外医疗服务资源，为基层医疗机构提供专科协同服务。

(三) 住院全流程

为了给患者提供优质服务，同时减少窗口工作压力，厦门大学附属中山医院优化了整个住院流程，包括电子住院证和住院预约系统精简办理手续，脱卡结算、免押卡助力财务结算提速，出院病历自助复印、快递减少患者等候时间等入院前、住院中、出院后的惠民服务，住院期间办理各项业务的等待时间平均缩短 3 个小时，真正提升了患者就医获得感(图 17-2)。

1. **入出院**

需要住院时，医生直接在门诊诊间即可完成电子住院证开具和住院预约，预约成功患者手机就会收到预约信息，无床的情况下预约信息会提示等床位状态，解决患者住院来回奔波的烦恼。有床位时，患者凭借电子健康卡在手机端即可完成住院脱卡结算协议签订并办理入院。而在医生确认患者可以出院后，患者或其家属可在手机端直接办理出院，不足金额线上补缴，多余预交金原路返还。

住院全流程优化再造—自助办理入出院，住院期间各类温馨便捷便民服务

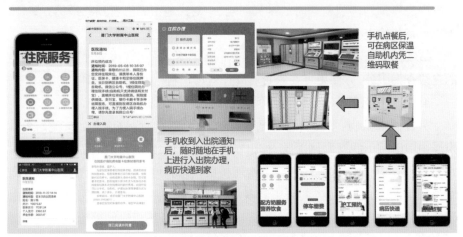

图 17-2　住院全流程

2. 患者签名

住院的知情同意书等各种需要患者或其家属签字的文书，均可直接发送至预留手机，患者或其家属即可在手机端进行签名，对于无陪护或家属不在院的情况尤其适用，既方便了患者，也方便了医护人员。

3. 病历邮寄

需要病历的患者或其家属，患者出院后，可在移动端直接申请，病历归档后会将纸质病历邮寄到家。

（四）体检全流程

在移动端，体检者可依据自己体检需求个性化定制体检套餐。完成支付和体检预约、按预约时间到体检中心签到体检、体检完成后，体检者即可在手机端查看报告或者选择邮寄到家（图 17-3）。

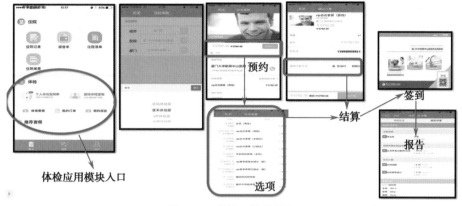

图 17-3　体检一体化服务

(五) 其他便民惠民服务

为方便患者快速定位,找到相应科室,医院上线了院内导航系统。在患者未到院前,该系统会对接手机端的地图 app 提供来院导航服务;到院后,该系统就会以语音、图形和动画的形式指导患者到达相应的科室或诊间(图 17-4)。

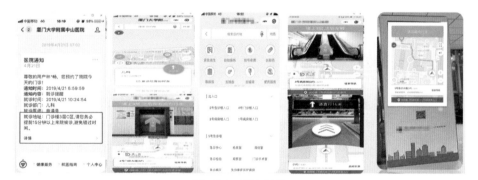

图 17-4　院内导航

(六) 使用情况

厦门大学附属中山医院开启了以电子健康卡为核心的线上、线下全流程一体化就医服务模式后,实现了患者通过一张虚拟卡在本院就诊全流程的服务,解决了同一患者多张就诊卡的问题;患者可以利用电子健康卡在医生诊间看病或住院期间,通过移动端办理医疗费用移动结算支付业务;通过电子健康卡,患者可直接在医技科室进行检查,也可以直接在药房取药,提升各个科室的工作效率。该就医服务模式真正实现了让"信息跑腿"代替"群众奔波",减轻了医院收费窗口的排队结算压力,提高了患者的就医满意度。自该就医服务模式投入使用后,患者就诊时间明显缩短,等候时间缩短了 2/3 ;患者就医体验明显提升,满意度大于 95%。截至 2021 年 5 月,电子健康卡在厦门大学附属中山医院使用人次呈逐步增加趋势(图 17-5)。

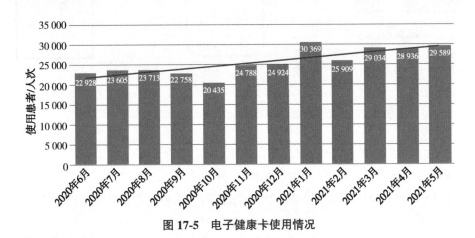

图 17-5　电子健康卡使用情况

三、未来发展规划

为使患者诊疗过程更加便利,厦门大学附属中山医院将继续深化便民惠民服务,以医院历年就诊数据及基础业务系统为基础,以诊疗活动为主要内容,以患者路径为主线,将医院的各信息系统进行整合,按患者就诊的实际情况将各个诊疗行为当成一个个节点,根据医院既往诊疗数据及当前患者病情,智能推荐诊疗节点与步骤,引导患者进行下一个节点的诊疗活动,提高每个节点的质量与效率,节省每个节点、节点到节点之间的时间。

云上妇幼，探索高质量发展新基建

——济南市妇幼保健院

一、概要

以国家互联互通成熟度测评为标准，山东省济南市妇幼保健院以国内率先创新使用新生儿电子健康卡为重点，基于院内集成平台和外联平台，开通了5G通讯网络，实现了覆盖妇幼全人群的电子健康卡的应用落地，实现了管理闭环化、全程留痕化、数据标准化等"互联网＋医疗健康"便民服务目标，项目内容如下。

（1）"一码通"融合服务：全国率先实现新生儿电子健康卡全流程就诊，全省电子健康卡率先发行观摩单位。

（2）支撑"一体化"共享服务：①在全省率先建设基于5G的互联网医院，实现线上线下融合服务。②优化智慧医疗服务流程，在山东省率先获得智慧门诊服务品牌。③实现区域信息共享互认。全省率先上线高危妊娠管理，搭建市级妇幼区域信息平台。④实现电子健康档案在线查询与开放使用。

（3）支撑"一站式"结算服务：①实现医疗费用"一站式"便捷结算。全省率先实现诊间结算互联互通。②创新就医支付服务模式。全省率先实现线上入院手续办理、线下出院结算一键通。实现了门诊和住院电子发票发放工作，实现了住院患者的商保快速赔付。

（4）支撑"一网办"政务服务：实现出生医学证明线上办理。

《新生儿电子健康卡线上线下创新应用》获全国智慧医疗创新大赛三等奖，山东赛区一等奖。《5G技术在NICU远程探视项目的应用》获山东省5G

示范项目。《基于 5G 的互联网医院便民惠民项目》获全国医疗信息化防疫抗疫优秀案例二等奖、全国卫生健康行业网络安全技能大赛二等奖,被评为全国妇幼健康信息化建设典型案例。医院是全省率先通过了国家级互联互通标准化成熟度四级甲等测评的专科医院,2021 年互联互通五级乙等测评已经通过文审。医院的信息化工作经验在 2018 年、2020 年被国家卫生健康委内部交流资料收录。

二、服务对象与覆盖范围

1. 院内服务对象

医院创建于 1951 年,经过近 70 年的建设发展,现已成为一所集医疗、保健、预防、康复、科研、教学于一体的三级甲等妇幼保健院。医院年门诊量 120 余万人次,年出院 3.2 万人次,年手术量 2 万余台,年分娩新生儿近 2 万名,分娩量约占市区的 1/3。

2. 医联体服务对象

济南妇幼联盟是由济南市卫生健康委主导、济南市妇幼保健院牵头发起,联合省会都市圈内区县级妇幼保健机构、基层卫生服务机构等 74 家成员单位,自愿结成的行业性、非营利性的医联体组织。其中本市社区卫生服务中心 26 家,乡镇卫生院 5 家,二级助产机构 43 家(其中外埠医院 23 家)。

3. 济南市妇幼群体保健

济南市目前共设 10 区、2 县。2019 年末,常住人口 890.87 万人。济南市妇女保健所设在济南市妇幼保健院,负责全市的妇女保健技术指导工作,近年来,开始免费的新生儿疾病筛查、产前筛查和孕妇保健手册建册工作。

三、服务内容

1. "一码通"融合服务

承担山东省成人电子健康卡试点任务,承担山东省新生儿电子健康卡研发试点任务,在全国发放并成功使用第一张新生儿电子健康卡,是全省率先支持电子健康卡分时段全预约就诊服务的专科医院。新生儿电子健康卡在济南市得到成熟应用,新生儿电子健康卡发卡 2 万人次,调用量达到 300 万人次,在新生儿疫苗接种追溯系统中发挥了基础性关键作用。

2. 支撑"一体化"共享服务

(1)实现线上、线下融合服务:在全省率先建设基于5G的互联网医院,以居民电子健康卡为主线,构建覆盖居民全生命周期、全服务过程的线上健康医疗服务体系,并实现线上、线下一体化,处方流转、检验服务应用成熟。基于5G的NICU远程探视系统,获得"云上妇幼"典型案例称号。新生儿远程探视服务1 000个家庭,探视效率提高了400%,每次探视节省1.5小时;解决了健康大数据的盲点和疫情防控下的儿童实名就诊问题。

(2)优化智慧医疗服务流程:预约挂号率达到80%以上,智慧门诊实现每位就诊人节省45分钟的效果。上线二次分诊使预约后平均等待时间下降到20分钟。门诊上实现自助取号、自动叫号、自动收费、自动打印条码、自动试管传送、采血条码识别和送检条码核对的一站式闭环管理。医技预约、集中采血减少患者等待时间10分钟,全院建立了12个管理闭环,患者就医方便快捷有序。在全省率先实现了智慧病房建设,病房内移动护理、护理综合信息屏、输液监控、病房门口屏、床边信息屏的五屏联动,提高服务效率。

(3)实现区域信息共享互认:在全国率先上线高危妊娠管理,搭建市级妇幼区域信息平台。基于平台,院内高危妊娠信息管理系统与基层医疗机构完成互联互通,实现围产期全流程分级管理。基于平台,实现济南妇幼联盟单位间检验共享、双向转诊、远程会诊区域协同。为4 773名居民提供互联网检验共享服务,完成4.6万次检验项目,出具检验报告6份。

成立济南市远程胎儿监护平台,解决基层医疗机构无法判读胎儿监护的困难,提高对偏远地区、贫困地区孕产妇的管理服务水平,降低全市孕产妇和新生儿的死亡率。远程胎心监护项目服务6 000余人,避免了30例胎死腹中的悲剧。

全市符合免费条件的新生儿父母,可在线上申请,直接免费享受新生儿疾病筛查服务,并且提供自费病种筛查费用的在线支付。

(4)实现电子健康档案在线查询与开放使用:2020年济南市通过区域互联互通四级甲等评测,实现以电子健康卡提供身份验证和授权服务,济南市居民本人就诊时可以授权调阅个人电子健康档案、电子病历(含检查检验结果等),医生开单时进行三重检查。

3. 支撑"一站式"结算服务

(1)实现医疗费用"一站式"便捷结算:实现诊间结算互联互通,诊间结算的上线为每位患者平均减少了16.7分钟的等候时间。门诊线上支付占到

70%，支付排队堵点问题得到解决。

（2）创新就医支付服务模式：与医保、商保、银联、第三方支付机构合作，实现线上入院手续办理、线下出院结算一键通。实现了门诊和住院电子发票发放与住院患者的商保快速赔付。

4. 支撑"一网办"政务服务

实现电子健康卡与区域全民健康信息平台联动，出生医学证明、全员人口信息等数据共享，实现出生医学证明线上办理。

四、关键技术

1. 院内信息集成平台

信息集成平台使用 IBM 提供的引擎为基础，以 Websphere Message Queue 为主要消息负载工具，采用多服务器分布式部署方式，将各个系统连接至平台后，再通过平台传输队列将消息数据送达到目标 Websphere Message Queue 队列，目标系统从对应 Websphere Message Queue 队列中取得数据消息，实现院内系统互联互通。实现了接口标准化、可视化、低耦合，提高接口复用性，管理一体化、可视化，降低运维成本。

2. 基于云构建的"互联网 +"信息集成外联平台

通过外联集成平台统一线上应用接口，减少点对点连接的资源浪费和多通道带来的系统不安全性。通过平台集中身份认证，解决各种 app 应用单点登录问题，提高患者就医体验。通过外联集成平台与院内集成平台和区域平台对接，在满足区域信息共享的同时，既能减少外联业务不确定性对医院核心业务的干扰，又可以大大提高系统的安全性。租用统一的云服务器资源，将目前离散的线上应用环境进行集中和统一管理，加强信息资源管理的把控性。

3. 基于 5G 的互联网医院

基于 5G 的智慧医院系统，将充分利用 5G 技术的高带宽、低时延的特性，提升医院远程超声、远程物流机器人、远程探视等对于传输画面清晰度要求高、操作性要求敏捷、通讯过程要求实时的智慧医疗服务。依托 5G 技术，构建智慧医疗服务体系框架，促进医院、医务人员与患者之间的有效沟通。基于 5G 技术，济南市妇幼保健院开展 5G 远程探视服务，让宝爸、宝妈可以通过 VR 眼镜，或者手机端视频软件，在医院构建的互联网医院微信小程序端，进行线上预约探视，即可在家见到自己的宝宝。意在解决宝爸、宝妈因见不到孩子而产生的焦虑感，以及因线下探视人数过多、等候时间长而产生的不便捷性等因素。

新生儿电子健康卡将母亲身份证件号与新生儿出生日期、多胎标识和出生顺序相结合，遵循国家标准规范与安全体系，参照国家人口编码规则标准，对该母亲名下的任一时间点、任一新生儿实现身份的唯一核实。标准的身份识别将有助于区域内医疗机构信息数据的互联互通，解决多院多卡的问题。新生儿健康卡格式如图 18-1 所示。

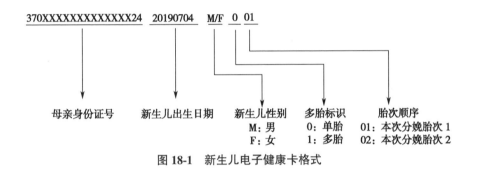

图 18-1　新生儿电子健康卡格式

在临床应用中，济南市妇幼保健院实现了新生儿出生即在产房或手术室建档，并开具新生儿电子健康卡，将健康档案追溯到生命周期的最前端。以开卡后的唯一识别标识码建立新生儿的 HIS 档案，住院期间的就诊记录可通过唯一识别码索引提取。门诊就诊时，通过线上应用注册门诊就诊档案，实现院内 HIS 档案的自动关联，实现门诊档案和住院档案的统一性。在技术对接中，根据省市卡管平台的生成规则，依托集成引擎技术实现与院内集成平台的业务系统交互，通过 Websphere Message Queue 消息队列实现与临床业务数据的转换、获取、分发和记录，形成完整的新生儿电子健康卡院内数据档案。院内数据通过前置加密一体机与省、市卡管中心同步数据，通过主索引与省、市大数据平台的交互，实现新生儿就诊档案的跨域、跨医疗机构的调阅。技术架构如图 18-2 所示。

在应用推广中，基于新生儿电子健康卡构建的患者主索引架构集成了包括住院分娩直报、预防接种、出生证明办理、新生儿疾病筛查等在内的业务系统，将系统中的信息自动贯穿，重复信息实现共享，避免多次录入。以住院分娩直报为例，根据主索引获取新生儿父母在办理住院时的录入信息，HIS 分娩直报报表自动检索移动护理系统中填写的新生儿分娩记录信息，以及产妇在

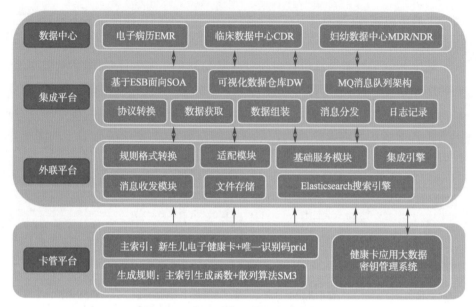

图18-2　新生儿电子健康卡技术架构

历次门诊就诊时的高危妊娠指标信息，完成分娩上报所需的所有信息自动提取，实现无纸化上报办公。分娩直报数据对接省、市平台中心，数据共享至预防接种系统，通过识别新生儿电子健康卡二维码获取新生儿的分娩记录信息、身份识别和疫苗追溯。

五、创新成果

（1）发放并成功使用新生儿电子健康卡，是支持电子健康卡分时段全预约就诊服务的专科医院。实现院内电子健康卡诊间结算互联互通。

（2）在全省率先上线高危妊娠管理，按照新的高危分级管理办法设计、与医院信息系统操作界面高度融合、实现围产期健康与高危一体化管理，利用移动物联网技术开展实时监测，与区域妇幼信息系统互联互通数据共享。高危妊娠信息系统与基层建册点互联互通，实现围产期全周期分级管理，形成高危妊娠信息化管理的济南模式（图18-3、图18-4）。

（3）在全省率先建设基于5G的互联网医院，以电子健康卡为主线，构建覆盖居民全生命周期、全服务过程的线上健康医疗服务体系，线上实现预约挂号、5G视频问诊、诊间结算、个人健康档案查阅、电子病历、电子检验单、电子

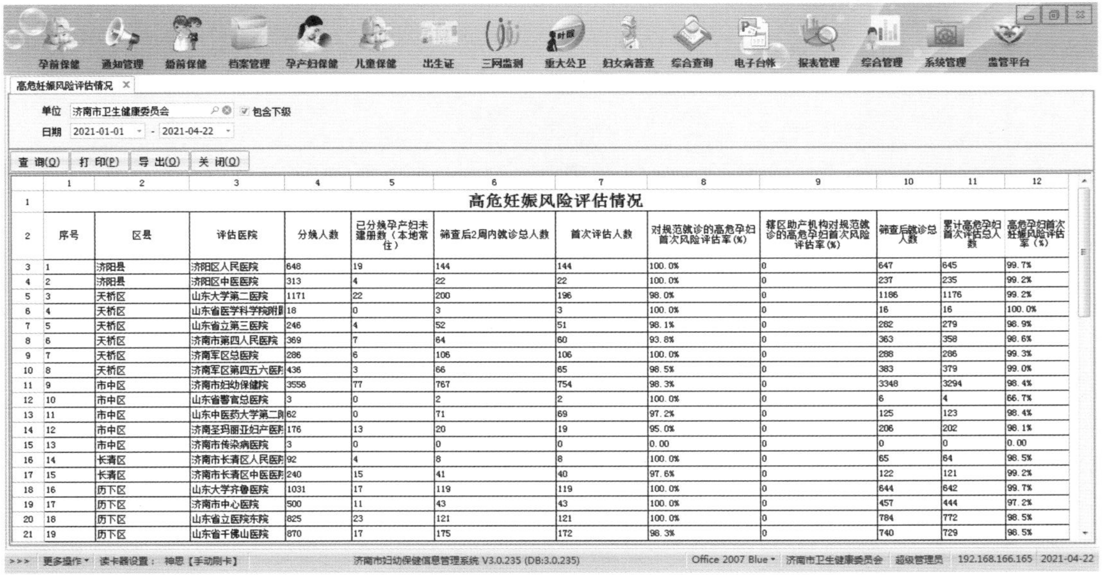

高危妊娠风险评估情况

序号	区县	评估医院	分娩人数	已分娩孕产妇未建册数（本地常住）	筛查后2周内就诊总人数	首次评估人数	对规范就诊的高危孕妇首次风险评估率(%)	辖区助产机构对规范就诊的高危孕妇首次风险评估率(%)	筛查后就诊总人数	累计高危孕妇首次评估总人数	高危孕妇首次妊娠风险评估率(%)
1	济阳县	济阳区人民医院	648	19	144	144	100.0%	0	647	645	99.7%
2	济阳县	济阳区中医医院	313	4	22	22	100.0%	0	237	235	99.2%
3	天桥区	山东大学第二医院	1171	22	200	196	98.0%	0	1186	1176	99.2%
4	天桥区	山东省医学科学院附属	18	0	3	3	100.0%	0	16	16	100.0%
5	天桥区	山东省立第三医院	246	4	52	51	98.1%	0	282	279	98.9%
6	天桥区	济南市第四人民医院	369	7	64	60	93.8%	0	363	358	98.6%
7	天桥区	济南军区总医院	286	6	106	106	100.0%	0	288	286	99.3%
8	天桥区	济南军区第四五六医院	436	3	66	65	98.5%	0	383	379	99.0%
9	市中区	济南市妇幼保健院	3556	77	767	754	98.3%	0	3348	3294	98.4%
10	市中区	山东省警官总医院	3	0	2	2	100.0%	0	6	4	66.7%
11	市中区	山东中医药大学第二附	62	0	71	69	97.2%	0	125	123	98.4%
12	市中区	济南圣玛丽亚妇产医院	176	13	20	19	95.0%	0	206	202	98.1%
13	市中区	济南市传染病医院	3	0	0	0	0.00	0	0	0	0.00
14	长清区	济南市长清区人民医院	92	4	8	8	100.0%	0	65	64	98.5%
15	长清区	济南市长清区中医医院	240	15	41	40	97.6%	0	122	121	99.2%
16	历下区	山东大学齐鲁医院	1031	17	119	119	100.0%	0	644	642	99.7%
17	历下区	济南市中心医院	500	11	43	43	100.0%	0	457	444	97.2%
18	历下区	山东省立医院东院	825	23	121	121	100.0%	0	784	772	98.5%
19	历下区	山东省千佛山医院	870	17	175	172	98.3%	0	740	729	98.5%

图 18-3　高危妊娠预警

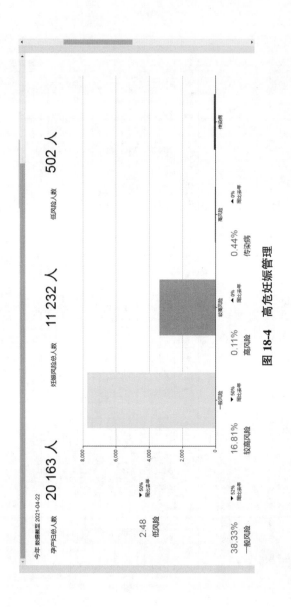

图18-4 高危妊娠管理

处方、区域检验，医技预约、送药到家，提高居民就医体验感。创新线上电子病历、实现电子检验单等功能。

(4)在全省率先实现病房内移动护理、护理综合信息屏、输液监控、病房门口屏、床边信息屏的五屏联动。实现线上入院手续办理、线下出院结算一键通。护理综合信息屏显示患者的相关信息，医嘱、检查报告等，分类汇总每天的护理治疗，提高了医护效率；输液监控系统可实时显示输液量、滴速、输液所需时间，并对液体不滴、外渗、离开病房等报警提示；床边信息屏实现了影音娱乐、费用查询、满意度调查、医院介绍、疾病知识宣教、入院温馨提示等多项功能，减少了家属跑腿次数，拉近医患之间的关系。

(5)济南市妇幼保健院作为全省妇幼保健系统的"领头羊"，探索基于5G的NICU远程探视技术，每人次可以节省40分钟等候时间，探视效率提高400%。

(6)建立了全市远程监护平台。济南市妇幼保健院自2017年起就开展远程胎儿监护服务，现已租赁远程胎儿监护5 000余人次，判读报告5万余例，发现异常报告9 000余例，其中12例因胎儿宫内窘迫来院行急诊剖宫产，均母婴平安。目前已经扩展到全市。

济南市妇幼保健院通过对新生儿电子健康卡的构建和探索，在全国建立了以电子健康卡为主线的互联网医院模式，取消了院内医卡通办理，解决了无卡预约弊端问题，实现了门诊全流程扫码就诊，住院分娩电子化自动上报和疫苗追溯认证，数据覆盖全生命周期。在新冠病毒感染疫情防控期间，基于新生儿电子健康卡的互联网线上问诊、NICU-5G远程探视、线上检验检查单及处方开具等便民利民举措，形成了线上、线下HIS数据同步的闭环管理，提高了居民就医体验感、获得感和便利性。截至2021年9月，累计完成新生儿电子健康卡开卡35 000余张，累计调阅1 086万余次，实现新生儿诊疗记录的跨区域数据调阅和共享调用4 000余例，为区域"出生一件事"通办联办打下基础。

六、发展规划

(1)建立基于电子健康卡和区域信息平台的妇女宫颈癌筛查、诊断、治疗数据中心。

(2)建立基于电子健康卡和区域信息平台的妇女婚孕育数据中心。

(3)建立5G远程超声诊断系统。

(4)通过国家互联互通五级乙等成熟度测评。

高质量发展驱动下的电子健康卡应用

——陕西省人民医院

2021 年 3 月 12 日,《中华人民共和国国民经济和社会发展第十四个五年规划和 2035 年远景目标纲要》发布。健康中国成为国家优先战略,把保障人民健康放在国家优先发展的战略位置,要求为人民提供全方位全生命周期健康服务。推动高质量发展是新时期战略导向,关键核心技术实现重大突破,卫生健康体系更加完善,则成为卫生健康领域主要发展目标。

电子健康卡是国家卫生健康委面向全国发放应用的标准就诊服务卡,是"互联网+"新形势下居民健康卡的线上应用延伸与服务形态创新,是保障城乡居民实施自我健康管理的重要基础工具,是我国全民健康保障工程的重要基础设施。陕西省人民医院为顺应"互联网 + 医疗健康"服务新业态发展需求,实现"线上、线下一体化"的身份认证和便民惠民服务。积极建设和推广电子健康卡在医院的普及应用,解决目前普遍存在的医疗机构"一院一卡、重复发卡、互不通用"现象和实名就诊率不高的困境,破解群众就医的"堵点"问题,推动卫生健康便民惠民服务发展,为实现信息多跑路、群众少跑腿打下坚实的基础。

一、电子健康卡与"互联网 + 医疗健康"应用

(一) 实现跨系统、跨机构、跨地域卫生健康服务"一码通用"

陕西省人民医院在一卡通建设之初,采用基于身份证为患者主索引的设计架构。从 2012 年起经历了"实体就诊卡—银医卡—身份证虚拟就诊卡—居

民健康卡—电子就诊卡—电子健康卡"的建设历程。

随着互联网技术的不断创新,以及医院信息化建设的不断深入,2020年基于医院微信小程序、互联网医院等线上服务渠道,为患者提供电子健康卡申请注册、建卡、预约挂号、诊间支付等医疗健康服务,实现"线上、线下一体化"的身份认证和便民惠民服务。实现跨系统、跨机构、跨地域互联互通和信息共享。

为兼顾老年患者以及智能手机使用不便的人群,在采集用户个人信息时使用证件 OCR 识别技术,准确提取身份证正反面信息,提升用户录入信息效率。同时在全院多处摆放刷脸设备,通过活体人脸识别,对比公安部人口库快速实现电子健康卡申请注册流程。

陕西省人民医院微信小程序和电子健康卡开放平台快速对接,针对已有电子健康卡用户来医院就诊时,通过跨院用户关联接口将患者信息自动同步到本院,解决了"一院一卡,互不通用"的"堵点"问题。同时为全面取消电子就诊卡,针对微信小程序中已有的就诊人,通过老用户升级接口实现统一升级。

近三个月累计完成新增电子健康卡 119 971 张,每月增长率 19.94%;累计用卡人数 345 140 人,每月增长率 22.9%;累计用卡 876 324 人次,每月增长率 19.7%。

(二)线上线下"一体化"融合服务

2020 年 3 月基于陕西省人民医院为实体服务机构的互联网医院正式上线,同样基于患者身份证信息进行实名认证,打通线上、线下诊疗数据。围绕患者诊前、诊中、诊后全流程服务环节,实现了互联网诊疗、在线复诊、在线咨询、药品配送、方便门诊、护理咨询等一系列一体化、移动化、智能化的互联网应用,实现了线上、线下无缝衔接的连续健康服务。

患者在本院完成首诊后,针对慢性病患者可以在网上完成复诊就医的全部流程,通过"陕西省人民医院"小程序,即可完成在线复诊,线上缴费、医保支付、药品配送等业务。医生通过手机 app 可查阅患者在医院的历史就医记录,包括诊断结果、门诊处方等信息。在线为患者开具药品处方或进行健康指导,门诊药房联合符合资质的物流厂商为患者配送上门。

截至 2021 年 6 月,陕西省人民医院已有 60 个临床科室、400 余名医生开通了该业务,涵盖百余种常见病、慢性病的诊疗服务。打破了时间和空间的限制,实现了让"信息多跑路,患者少跑路"的目标。

近三个月累计完成线上问诊 1 884 条,其中通过图文和视频方式进行网络复诊 327 条,完成药品配送 156 次。

(三) 医联体互联网医疗服务平台实现区域信息共享互认

陕西省人民医院建立的医联体互联网医疗服务平台解决了医联体机构内信息无法共享,医务人员无法协同的问题。通过医联体互联网医疗服务平台建设,共享医联体医疗卫生信息,把大医院的优质资源真正下沉到基层,达到强基层的目的。让居民即使在基层也能享受到上级优质资源的服务,放心去基层医疗机构看病。

患者在跨院转诊时,如果仅仅由于不同的医疗机构就重复检查,会增加其负担和不满;医疗活动中,很多场景需要与以往的检查进行对比分析,如肿瘤消融前后的解剖影像对比,这都需要在不同的医疗机构之间共享检查数据,实现一方录入,多方使用。医联体互联网医疗服务平台最大程度实现跨机构的信息共享和利用,进一步推动检查结果互认、丰富和完善居民电子健康档案,切实解决群众看病就医问题,改善民生。

医联体互联网医疗服务平台实现医联体医疗机构内电子病历共享,通过建立电子病历数据中心,将医联体内各成员医院的电子病历数据进行整合,实现跨医院电子病历共享服务。医联体内的各医生站系统,都将能够实现居民电子病历共享调阅,可以调出居民在医联体内的病历数据。开展大数据分析,使医联体内各医疗机构根据数据采集,进行决策分析和运营监管,并及时做出相应的调整,提升医疗服务质量。

(四) 实现电子健康档案在线查询

通过电子健康卡注册认证的患者,在陕西省人民医院微信小程序中可进行电子健康档案信息查询,包括患者在陕西省人民医院线上线下就诊记录、门诊处方,以及检查检验报告。

医生通过手机和患者进行在线问诊过程中也可对患者健康档案信息进行查阅,2021 年 4—6 月,陕西省人民医院线上健康档案查阅累计 812 次。

(五) 多渠道、多形式的便捷支付

陕西省人民医院为解决患者排队缴费问题,提供多种方式、多种渠道的便

捷诊间支付方式,覆盖患者就医的全流程。患者通过陕西省人民医院微信公众号进行注册电子健康卡后,可享受门诊预约挂号支付、药品处方支付、检查检验申请单支付和住院预交金充值。

门诊患者也可以通过自助机或者门诊处方单、检查检验申请单上的聚合支付二维码,实现快速缴费,大大节省了患者排队等候时间,同时也提升患者就医体验。

在住院病区、病房和护士工作站摆放住院预交金充值二维码,住院患者可以使用微信或者支付宝"扫一扫"功能,完成扫码充值,方便患者及时充值预交金。

二、关键技术

医院采用微信小程序作为电子健康卡的入口,后端统一使用 SpringBoot 微服务框架,通过 SpringRestTemplate 调用腾讯电子健康卡 rest 接口获取个人电子健康卡后,服务端将电子健康卡信息和就诊人信息、医院信息进行管理存储;对使用电子健康卡的就诊人信息和院内就诊卡信息做了唯一绑定,实现了院内就诊卡和电子健康卡的无缝衔接,方便用户就医,在各窗口使用电子健康卡就可以方便地完成各项业务的办理;并利用 redis 缓存服务对热数据进行缓存,有效保障使用电子健康码业务的性能及效率。

三、创新成果

电子健康卡是居民健康卡的线上应用延伸与服务形态创新。电子健康卡在医院的使用,解决了多卡难以有效统一的现实问题。电子健康卡采用国家标准二维码技术和加密算法,为每位居民生成个人唯一、全国通用的"电子健康卡二维码",实现了跨系统、跨机构、跨地域使用的"就诊卡"。

陕西省人民医院通过移动端实名认证,确保一人一卡,能够服务一生,并且电子健康卡办卡零成本、零损耗,永不丢失,方便携带,到院就医无须携带各类就诊卡或身份证,极大地方便了患者就医,一定程度上提升了患者就医满意度。

电子健康卡的应用能够覆盖各类医疗健康服务,整合各类医疗健康卡证件,记录全生命周期医疗健康信息。通过线上建卡后,可提供预约挂号、查报告、健康科普等更多医疗服务。

四、下一步发展规划与展望

电子健康卡实现了在院内的识别和全流程应用,作为区域乃至国内统一的患者电子身份识别介质,电子健康卡大面积推广和应用后,其更多的功能和应用效果可更好地展现,比如患者全生命周期的健康档案调阅和查询,以及未来几年,通过生物识别技术,实现刷脸建卡等。

下一步,陕西省人民医院将继续积极推进电子健康卡建设应用与"互联网+医疗健康"服务深度融合,以电子健康卡为依托,不仅实现患者的院前及院内的方便就医,同时要实现患者出院之后,通过互联网医疗提供的多种患者管理方式,医生可以很方便地给患者开立临时医嘱、检查检验单,并进行报告查阅、健康宣教、提前加办住院证、加门诊号等操作,帮助医生更好地管理患者,实现从院前的收治、院中的治疗到院后的管理全生命周期使用。

加快互联网医院和智慧医院建设力度,通过信息化手段为群众提供优质、高效的医疗健康服务,不断提升患者就医满意度。

电子健康卡助力"一键诊疗"
创新个性化智慧服务

——南方医科大学南方医院

2018年12月19日,广东省远程医疗平台全面上线暨信息便民"五个一"攻坚行动动员会在广州召开。会议上,广东省部署以"一码通用、一网联通、一键诊疗、一站会诊、一体服务"为主要任务的信息便民"五个一"攻坚行动并率先在广州、深圳、珠海、佛山、中山5市全面应用居民电子健康卡,实现医疗健康服务"一码通用",电子健康卡应运而生。广州市是广东省首批试点应用城市,南方医科大学南方医院是广州市电子健康卡首批启用单位之一,医院党委高度重视,由智慧医疗项目部牵头,协同医务处、门诊部、信息科及各临床科室,遵循"最大限度方便患者"原则,制定"一体化"共享改造方案,改造HIS系统业务节点32个,升级扫码识别设备1 000余台,于2020年4月在全院上线,各个就诊环节施行电子健康卡身份确认,全面取消发放实体卡,实现电子健康卡院内全流程、各节点的深度应用。

上线以来,南方医科大学南方医院电子健康卡发码、用码量位列广州市前五,在线上线下服务融合、优化服务流程、创新推广等方面成效卓著,被广州市卫生健康委作为健康码典型应用案例在全市推广,大幅度提升患者就诊效率及满意度,节省了医院运营成本。同时,医院积极参与广东省区域信息共享互认,实现电子健康档案在线查询与开放使用,促进区域信息共享。

一、线上线下互通融合,实现一码通行

2018 年底,医院便借助互联网技术,以微信公众号为依托,陆续上线预约导诊、挂号、报到、缴费、取药、查报告、在线复诊、在线续方等线上就诊服务,至 2019 年底,依托自建就诊码,基本实现覆盖诊前、诊中、诊后的线上、线下一体化便捷就医服务体系搭建,为配合电子健康卡上线,同时兼顾各类型患者使用习惯,南方医科大学南方医院采用纸质健康码与电子健康卡分步上线、线下自助终端与线上手机端相配合的方式,逐步实现全流程一码通行。

1. 系统及终端改造

为配合健康码的全流程应用,信息科在充分调研的基础上,对院内门诊流程中所有涉及身份识别的系统及自助设备进行改造,涉及 10 个模块共计 30 多个功能点,改造自助设备的发码扫码设备 1 000 余台。

2. 实现诊前、诊中、诊后全流程一码通行

患者在线上申请电子健康卡之后,在公众号可直接实现预约导诊、挂号、报到、缴费、取药、做检查、查报告、在线复诊、在线续方等全流程服务,真正做到"一码在手,就诊无忧"。

二、不断优化流程,提升患者就诊体验

在实现基本就诊全流程功能之后,针对部分原有自助设备扫码识别率低、部分仍需纸质导诊单的就诊环节进行优化,一方面不断升级扫码识别率高的自助设备,另一方面优化效率低下的就诊环节。

1. 自助机不断升级改造

上线初期,改造原有自助机实现发纸质码及识别纸质及电子码功能,后续为提高患者扫码识别效率,医院重新部署迷你自助机,优化扫码设备参数。

2. 取消纸质导诊单

梳理仍需纸质导诊单相关小检查、小治疗点 32 处,制定各科室分诊呼叫规则并进行改造,实现电子健康卡报到及身份识别,规范就诊流程,提升患者就诊效率。

医院电子健康卡应用环节包括:挂号、报到、就诊、检验、检查、缴费、取药、报告打印、入院登记等,如图 20-1 所示。

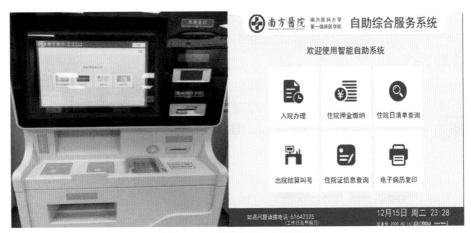

图 20-1　电子健康卡应用环节

三、参与区域信息共享互认

为进一步深化医药卫生体制改革,推进医疗资源整合及资源利用率,控制医疗费用不合理增长,改善居民就诊体验,医院积极参与广州市检验检查互认平台的对接工作,截至 2021 年 4 月,实现与平台的全面对接。

四、实现电子健康档案在线查询与开放使用

南方医科大学南方医院和广州市区域卫生信息平台对接,医生可通过医生站,查看患者在与广州市区域卫生信息平台对接的其他医院的就诊记录、医嘱信息和收费信息。

五、创新宣传方式,多场景多维度引导使用

电子健康卡虽然在就诊方式上为患者提供了便捷,但如何改变其使用实体卡的习惯转而申请电子健康卡并在相应的就诊场景中正确使用,给医院带来了新的挑战。智慧服务功能的建设本身已经对传统门诊及医务管理人员所扮演的角色提出挑战,医院分析患者就诊场景移动路线,创新宣传方式,多场景多维度引导患者使用。

(1)在患者候诊、咨询区域展示"一码就医"宣传海报,同时结合患者就诊"痛点",拍摄患者熟悉的就诊场景,指引患者了解健康码并逐渐培养使用线上功能的习惯。

(2)利用第三方平台与公域流量,制作、发布电子健康卡应用场景短视频,在视频号及公众号中进行发布,介绍可实现的功能,同时建立完整、独立、有趣、有料、有益于社会的内容矩阵,同时为线上服务提供新入口,带来新用户。

目前,南方医科大学南方医院电子健康卡新发码量稳定在每月2万余人次,基本实现实体卡零发卡(部分无法识别身份、无手机老年患者发放实体卡),线上挂号占比62%,线上缴费订单占比超过50%。院内自助服务融合诊疗卡、电子健康卡、社保卡、人脸识别等多种方式,为患者提供自助挂号、自助报到、处方/费用自助查询、医疗服务价格自助查询、检验检查报告自助打印、胶片自助打印、电子病历自助打印、单据自助打印、自助检查预约、自助交费、自助建档等功能。

患者线上服务方面,通过医院官方微信公众号为患者提供在线办理电子健康卡、自助挂号、自助缴费、检验检查预约、报告查询等便民措施,不断创新优化就医流程、改善患者就医体验,构建线上、线下闭环的全流程就医,真正实现医院优质医疗服务的信息化惠民便民。

门诊患者在"自助服务""预约挂号方式""检查排队时间""院内等候时间"等方面的满意度指标大幅提升。同时,电子健康卡的推行促进"互联网+"医疗服务在公立医院的快速发展,助力区域医疗机构信息互联互通、互享共认,"五个一"攻坚行动扎实推进。

一卡在手 健康无忧

——湖南湘江新区居民乐享指尖上的健康服务

一、概要

湖南湘江新区位于湖南省长沙市湘江西岸,是设立在中西部的国家级新区,科教创新实力雄厚、产业发展优势明显、区域综合承载能力较强,是湖南省首批居民健康卡试点区县。在湖南省、长沙市卫生健康委的指导下按照"一盘棋、一把尺、一张图、一卡(码)通"的要求,卫健局把"互联网 + 医疗健康"应用作为深化医改、改善医疗服务、方便群众就医的重要手段,积极推动区域内医疗服务一卡(码)通用,促进区域医疗业务协同,实现跨部门的"多码融合",不断提升普惠化、便捷化和智能化水平,努力让医疗数据"多跑腿"、群众就医"少跑腿"。

二、服务对象与覆盖范围

湖南湘江新区含岳麓区、高新区、望城区部分街镇,共 24 个街镇,常住人口 173.5 万,全区共有医疗卫生机构 1 162 个。

三、服务内容

(1)按照国家卫生健康委制定发布的统一技术标准规范,加快推进电子健康卡规范应用,重点解决"一院一卡,互不通用"问题。通过全区医疗工作会议,明确以电子健康卡(码)作为抓手,推进实名制就医,推动电子健康卡逐步替代医疗机构就诊卡。要求设立导诊,指导患者申领和使用电子健康卡,要求挂号、就诊、结算环节出示电子健康卡(码)。对于老年人和儿童群体在提供打印电子健康卡服务(医疗机构通过系统为老年人申请电子健康卡并打印出来)的同时合理保留线下人工服务。

(2)发挥电子健康卡(码)作为汇聚全生命周期个人健康记录的唯一索引和新时代医疗健康服务的惠民窗口作用,实现了医疗服务、公共卫生服务、妇幼保健、家庭医生、在线信息查询等方面的"一码通用,多码融合"。

(3)通过给医疗机构配置自助机具和软件系统升级,优化线上、线下支付流程,改善结算模式,解决支付堵点。在实现电子健康卡支付的同时与医保等第三方支付机构合作,为患者提供多种支付方式,减少排队环节,让就医更便利、更舒心。

(4)利用互联网、物联网手段建设的智慧公共卫生体检系统,以电子健康卡作为身份识别。实现了个人信息的自动读取、体检设备与软件系统的互联、指标数据自动采集、体检报告生成和信息上传省基层公共卫生系统。跟传统现场手工填写体检表,逐张手工录入体检表,逐张打印体检报告单,造成信息重复填写、录入的情况相比,实现了个人信息的准确化,体检过程无纸化,数据采集的自动化,大大减轻基层人员工作量,提高医生工作效率,为基层减负。

四、关键技术

(一) Web Services 服务

1. 采用 Web Services 系统集成

目前业界正在为未来集成标准化方向铺路的重要标准之一是 Web Services。Web Services 将 XML 作为数据格式,将标准 HTTP 协议作为传输协议,以统一的集成平台为基础将现有应用集成到企业中。与其他方法(如 CORBA 或消息传送)相比,这种方法的侵入性不强,因而是与现有系统(如用 C 或 COBOL 写成的应用)集成的最佳方法。

2. 采用 Web Services 对外接口

Web Services 技术描述了一些操作的接口,通过标准化的 XML 消息传递机制,可以通过网络访问这些操作。Web Services 是用标准的、规范的基于

XML 的 WSDL 语言描述的,它隐藏了服务实现的细节,允许独立于硬件或软件平台、独立于编写服务所用的编程语言方式使用该服务。这使得基于 Web Services 的应用程序具备松散耦合、面向组件和跨技术实现的特点。

(二) 云计算服务

软件即服务(SaaS)

软件即服务(software as a service,SaaS),通过 Internet 提供软件的模式,用户无须购买软件,而是向提供商租用基于 Web 的软件,来管理企业经营活动。SaaS 提供商为企业搭建信息化所需要的所有网络基础设施及软件、硬件运作平台,并负责所有前期的实施、后期的维护等一系列服务,企业无须购买软硬件、建设机房、招聘 IT 人员,即可通过互联网使用信息系统。用户根据实际需要,向 SaaS 提供商租赁软件服务。

(三) 平台即服务(PaaS)

平台即服务(platform as a service,PaaS),PaaS 实际上是指将软件研发的平台作为一种服务,以 SaaS 的模式提交给用户。因此,PaaS 也是 SaaS 模式的一种应用。但是,PaaS 的出现可以加快 SaaS 的发展,尤其是加快 SaaS 应用的开发速度。

(四) 基础设施即服务(IaaS)

基础设施即服务(infrastructure as a service,IaaS),消费者通过 Internet 可以从完善的计算机基础设施获得服务。这种形式的云计算把开发环境作为一种服务来提供,用户可以使用中间商的设备来开发自己的程序并通过互联网和其服务器传到用户手中。

五、创新成果

(一) 普及快,覆盖广

湖南湘江新区卫生健康局将电子健康卡发放作为全区阶段性的重要工作,也是关键环节,新区卫健局成立了以主要领导为组长,分管领导具体抓,相关业务处室为成员的工作领导小组;将电子健康卡工作纳入年度绩效考核,局办公室、规划信息处组成工作专班,落实责任,严格考核,形成了齐抓共管的良好局面。以门户形式提供基于电子健康卡的惠民服务,包括:预约挂号、就诊、支付、住院押金、电子病例查阅、家庭医生签约、健康档案服务、在线健康咨询、双向转诊、健康日志等多方面内容。解决了居民在多方面医疗卫生应用的入口。

围绕居民到医院就医来构建应用场景,体现电子健康卡为居民和患者带来的就医便捷性,同时依托电子健康卡的应用提升医院的医疗服务效率。

通过持电子健康卡让居民享受到政府、社区、医疗卫生机构以及社会福利机构所提供的便捷化、均等化公共卫生服务。

围绕电子健康卡创新居民自助式健康服务来构建应用场景,包括检验检查结果查询、体检结果查询、健康自我评估、健康状况跟踪、健康知识推送、健康指导等,增强居民的自我健康管理和服务的意识,提升全民疾病预防效能(图 21-1)。

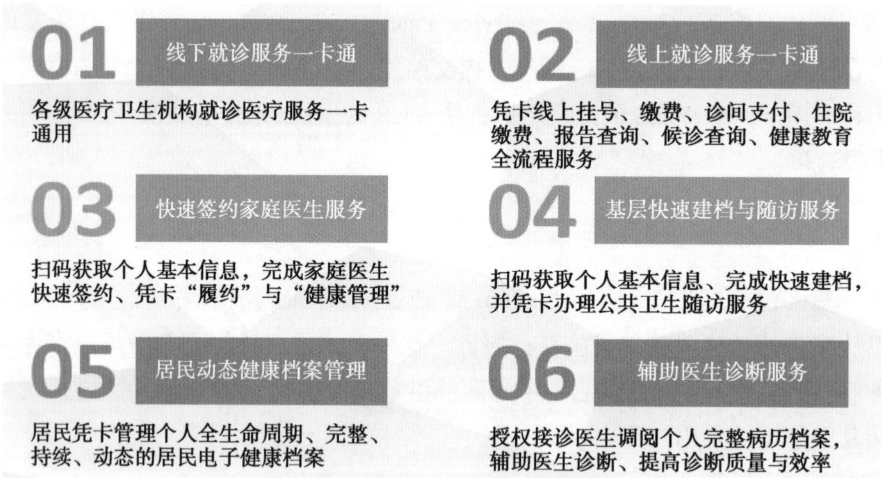

01 线下就诊服务一卡通
各级医疗卫生机构就诊医疗服务一卡通用

02 线上就诊服务一卡通
凭卡线上挂号、缴费、诊间支付、住院缴费、报告查询、候诊查询、健康教育全流程服务

03 快速签约家庭医生服务
扫码获取个人基本信息,完成家庭医生快速签约、凭卡"履约"与"健康管理"

04 基层快速建档与随访服务
扫码获取个人基本信息、完成快速建档,并凭卡办理公共卫生随访服务

05 居民动态健康档案管理
居民凭卡管理个人全生命周期、完整、持续、动态的居民电子健康档案

06 辅助医生诊断服务
授权接诊医生调阅个人完整病历档案,辅助医生诊断、提高诊断质量与效率

图 21-1 电子健康卡基层卫生机构应用场景

(二)整合好,运行畅

遵循《居民健康卡接口技术规范》(卫办发〔2011〕60 号)、《湖南省居民健康卡技术接口规范》和《湖南省居民健康卡建设方案》的要求,改造省市集中部署的相关业务系统和各医院内部信息系统,使用居民健康卡作为患者身份识别标识,可直接使用居民身份证号作为医疗卫生计生机构内部患者主索引。

改造医院挂号系统、医生工作站、护士工作站、医技系统等相关系统,实现院内诊疗信息与居民健康卡的关联。同时改造医疗卫生各类业务信息系统,满足基层和公共卫生机构用卡环境要求。对接居民健康卡卡管平台和银联系统,实现身份验证、实时监管、诊间结算等功能。结合医院智能终端和移动互联网应用,实现跨机构、跨区域的健康服务"一卡(码)通",基本取消发放医院实体就诊卡,解决各医疗机构"一院一卡、重复发卡、互不通用"的堵点问题。

湖南湘江新区全面整合了辖区 23 家基层医疗机构基层医疗信息系统,实现门诊工作站、住院工作站、电子病历、药房药库、公共卫生、院长查询、绩效考核等功能。基层卫生信息系统 3.0 对接上线,不仅大大降低了项目建设难度和建设成本,也为全区基层卫生的统一监管提供了数据保障。

通过对接上线基层卫生信息系统 3.0 解决了之前用户数据重复录入的问题,实现了数据的一次采集,多方利用,极大减轻了基层工作人员工作负担,大幅提高了工作效率与质量。该系统包括住院医生站、门诊医生站等多个子系统。

(1)住院医生站子系统:实现了包括住院登记、医嘱开立、住院结算等相关临床事件的闭环管理,该系统在试点过程中已累计管理了 3 万多人次住院,产生了 1 万份左右的病案首页。为后续其他定制软件的实施应用提供了良好基础,为实现分级诊疗,全民健康信息平台等医改热点系统建设提供了重要支撑。

(2)门诊医生站子系统:实现了门诊业务的闭环管理,包括门急诊挂号、处方开立、健康档案调阅,实现了与检验检查系统的一体化业务协同,该系统在试点过程中已累计管理了 46 万人次门诊,产生了约 40 万份处方信息。实现了与湖南全民健康信息平台的互联互通。

(3)电子病历子系统:实现了病历的闭环管理,该系统按照国家标准规范进行开发,实现了与 HIS、检验检查系统无缝对接,已在试点过程中累计产生了约 1 万份电子病历。

(4)医技服务子系统:该系统与门诊、住院医生站实现了数据互联互通和一体化集成,简化用户操作,该系统在基层的应用打破了以前大部分基层机构都是直接使用设备自带的单机版系统,无法与其他相关系统共享数据的局面,提高了用户工作效率和服务质量。

(5)基本公共卫生子系统:系统实现了包括居民健康档案管理等国家十二项基本公共卫生规范服务。实现了基层医疗与公共卫生数据互联互通和业务协同,将健康档案变成真正的"活档"。目前试点地区已完成约260万份健康档案的采集。

(三) 应用多,服务优

建立了多维度、动态化、多层次健康医疗大数据管理与服务应用,拓展了注册建档、身份识别、预约挂号、诊间就诊、诊间支付等多项应用。同时,电子健康卡高度对接基层医疗卫生信息系统,实现一码付、公众号消息提醒支付的"一站式"结算服务。融合多种支付渠道实现"移动支付"、提供多种支付渠道融合支付能力、提供线上线下一体化的医疗费用支付服务能力。院内可实现就医流程优化,不仅满足患者多样化的缴费需求,更方便患者就医,减少患者排队时间,提高就诊效率。让居民"减少跑"甚至"不用跑"就能获得优质、精准、高效的卫生健康服务,积极引导居民自我健康管理。

(四) 大数据,精监管

在区域内建立一站式区域管理端。卫生健康主管部门通过系统随时了解区域基层医疗卫生指标数据,为监管全覆盖提供信息支撑和依据。同时,配有卫生健康部门监管、医改指标监测、药品使用管理、医疗保健管理、绩效考核管理、公共卫生管理等多个模块,具有综合分析、统计报表和数据查询功能,便于及时掌握县域各级医疗卫生机构的运行情况和财务状况,为卫生健康主管部门的科学决策发挥重要作用。

综合监管的主要功能包括:

(1)监管内容:主要包括医疗资源、医疗服务、临床服务、公共卫生服务、疾病等类别。

(2)分析的关键指标:主要包括全区医疗服务工作量、医疗收入、医疗质量、抗菌药使用率、基本药物使用率、药占比、平均住院日、门诊次均费用、住院次均费用、疾病排名、健康档案建档率、公共卫生服务工作量、分级诊疗服务开展情况等。

(五) 拓应用,助防疫

针对新冠疫情防控,电子健康卡从核酸检测、防疫出行、居家管理到疫苗接种、医院感染防控等多个场景着手创新服务与应用。电子健康卡可实现核酸检测结果、疫苗接种记录等信息查询。面对大规模的核酸检测与新冠病毒疫苗接种需求,防疫服务点查询、核酸采样预登记、新冠病毒疫苗预建档、一键查询核酸及新冠病毒疫苗接种记录等十几项便民惠民服务快速接入上线,让居民更便捷地享受优质的智慧医疗服务体验,助力新冠疫情防控。

六、下一步发展规划

下阶段,将按照湖南省、长沙市卫生健康委的安排部署,加快推进电子健康卡创新应用,提升电子健康卡线上应用水平,推动卫生健康信息化便民惠民服务深入开展,在实现扫码挂号、扫码就诊的基础上开展扫码取药、医保医疗双码融合等应用,力争打造面向全人群、全方位、全周期的数字健康服务体系,优化医疗服务流程,助力医疗服务领域"最多跑一次"改革,提升群众看病就医和健康服务获得感。

致　谢

《电子健康卡便民惠民创新应用典型案例》遴选了 2020—2021 年度全国最新的电子健康卡便民惠民服务案例,创新性强,应用效果好。在案例征集评选过程中,有幸得到了各省市卫生健康行政部门、医疗卫生机构的大力支持与积极参与,特别要感谢吉林省卫生健康信息中心和厦门市健康医疗大数据中心通过对全国的案例逐一进行整理与分析,客观地评价各省的典型做法,对案例评选做了大量的工作。本书的出版发行得到深圳市腾讯计算机系统有限公司、易联众信息技术股份有限公司和同智伟业软件股份有限公司大力支持,在此一并表示感谢!

支持单位

辽宁省卫生健康服务中心	吉林省卫生健康信息中心
浙江省卫生健康信息中心	安徽省卫生健康委信息中心
河南省卫生健康委信息中心	湖南省卫生健康委信息统计中心
重庆市卫生健康委信息中心	山东省卫生健康委员会
贵州省卫生健康委信息中心	福建省卫生健康委信息中心
甘肃省卫生健康委信息中心	陕西省卫生健康委信息中心
云南省健康医疗大数据中心	厦门健康医疗大数据中心
山东健康医疗大数据管理中心	
合肥市卫生健康委	济南市卫生健康委
西安市卫生健康委	平顶山市卫生健康委
六安市卫生健康委	连云港市卫生健康委

淄博市卫生健康委	东营市卫生健康委
日照市卫生健康委	临沂市卫生健康委
德州市卫生健康委	聊城市卫生健康委
荣成市卫生健康局	内江市卫生健康委
宜宾市卫生健康委	湖南湘江新区卫生健康局
济南市章丘区卫生健康局	成武县卫生健康局
四川大学华西口腔医院	厦门大学附属中山医院
陕西省人民医院	银川市第一人民医院
延安市人民医院	南方医科大学南方医院
山东第一医科大学第三附属医院	四川省肿瘤医院
川北医学院附属医院	青岛大学附属医院
济宁医学院附属医院	滨州医学院附属医院
济南市中心医院	济南市妇幼保健院
威海市中医院	荣成市人民医院
日照市人民医院	聊城市人民医院
菏泽市立医院	菏泽市牡丹人民医院
曹县人民医院	同心县人民医院